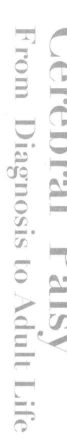

脑瘫：
从诊断到成年

[加] 彼得·罗森鲍姆（Peter Rosenbaum）
[英] 刘易斯·罗森布卢姆（Lewis Rosenbloom）◎ 著
魏国荣 张树新◎主译 杜 青 陈文华◎主审

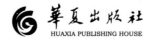

华夏出版社
HUAXIA PUBLISHING HOUSE

图书在版编目（CIP）数据

脑瘫：从诊断到成年 /（加）彼得·罗森鲍姆（Peter Rosenbaum），（英）刘易斯·罗森布卢姆（Lewis Rosenbloom）著；魏国荣，张树新译. --北京：华夏出版社有限公司，2021.8

书名原文: Cerebral Palsy From Diagnosis to Adult Life

ISBN 978-7-5222-0047-7

Ⅰ. ①脑… Ⅱ. ①彼… ②刘… ③魏… ④张… Ⅲ. ①脑瘫—研究 Ⅳ. ①R742.3

中国版本图书馆 CIP 数据核字（2020）第 230438 号

Title:Cerebral Palsy From Diagnosis to Adult Life by Peter Rosenbaum and Lewis Rosenbloom
ISBN:978-1-908316-50-9
Copyright ©2012 Mac Keith Press
All Rights Reserved. Authorised translation from the English language edition published by Mac Keith Press Ltd. Responsibility for the accuracy of the translation rests solely with Huaxia Publishing House and is not the responsibility of John Wiley & Sons Limited or Mac Keith Press. No part of this book may be reproduced in any form without the written permission of John Wiley & Sons Limited.
Copies of this book sold without a Wiley sticker on the cover are unauthorized and illegal.
本书中文简体中文字版专有翻译出版权由 John Wiley & Sons, Inc.公司授予华夏出版社有限公司。未经许可，不得以任何手段和形式复制或抄袭本书内容。
本书封底贴有 Wiley 防伪标签，无标签者不得销售。
北京市版权局著作权合同登记号：图字 01-2018-2564 号

脑瘫：从诊断到成年

著　　者	［加］彼得·罗森鲍姆　　［英］刘易斯·罗森布卢姆	
译　　者	魏国荣　张树新	
责任编辑	梁学超　张冬爽	

出版发行　华夏出版社有限公司
经　　销　新华书店
印　　装　三河市少明印务有限公司
版　　次　2021 年 8 月北京第 1 版　　2021 年 8 月北京第 1 次印刷
开　　本　720×1030　1/16 开
印　　张　15
字　　数　212 千字
定　　价　68.00 元

华夏出版社有限公司　　地址：北京市东直门外香河园北里 4 号　　邮编：100028
网址：www.hxph.com.cn　　电话：（010）64663331（转）
若发现本版图书有印装质量问题，请与我社营销中心联系调换。

《脑瘫：从诊断到成年》
著译者名单

作者　彼得·罗森鲍姆（Peter Rosenbaum）

　　　　刘易斯·罗森布卢姆（Lewis Rosenbloom）

主译　魏国荣　张树新

主审　杜　青　陈文华

译者（按姓氏笔画排序）

　　　　王　灿　牛　舒　卢　茜　刘合建　刘笑婴　孙丽佳

　　　　邱　莉　林国徽　邱慧莹　徐开寿　张芳芳　张树新

　　　　赵晓旭　黄卫平　靳晓坤　韩立梅　魏国荣

统稿　王　灿

作者简介

彼得·罗森鲍姆（Peter Rosenbaum） 他是加拿大安大略省麦克马斯特大学（McMaster University）儿科学教授。他在那里担任加拿大残疾儿童会主席，是负责指导和传播的首席科学家。他是 *CanChild* 儿童残疾研究中心的联合创始人。

刘易斯·罗森布卢姆（Lewis Rosenbloom） 自 1971 年以来他一直担任儿科神经学顾问，荣获英国皇家利物浦儿童国家卫生服务（National Health Service, NHS）信托基金荣誉职位。他的主要工作领域为儿童神经性残疾的临床、教学和科研。他的研究领域非常广泛，曾经发表过许多关于脑瘫研究方面的文章，包括残疾儿童进食困难和残疾人的寿命等。

致 谢

在尝试提炼和交流我们的经验之际,我们非常感谢我们的家人、朋友和同事所给予的大量帮助和建议。我们特别要指出克里斯·维里蒂(Chris Verity)、约翰·曼托瓦尼(John Mantovani)、苏珊·舒尔曼(Suzanne Shulman)、艾琳·金利(Eileen Kinley)和托比·罗森布卢姆(Toby Rosenbloom)等人对此书的宝贵贡献。同时也非常感谢 Udoka Ohuonu 和 Mac Keith 出版社其他同事在整个过程中提供的指导和大力支持。

译者序

在万象丛生的脑瘫康复界，我们迎来了一股清流，那就是由加拿大 *Can Child* 的发起人、世界著名小儿神经科医生、脑瘫康复的世界领军人物——彼得·罗森鲍姆（Peter Rosenbaum）及其团队编纂的这本书。读这本书，在字里行间我都可以感受到他们的肺腑之言：作为医生如何做出准确的脑瘫诊断？诊断之后应该做什么？作为治疗师，怎样可以判断你采取的措施是对的？传统治疗干预给脑瘫儿童及其家庭带来了多少益处？

本书内容的叙述从宏观到微观：如何从以往的围产期与脑瘫发生的因—果关系，到现在对它的因—果关系的理解，来认识脑瘫；从如何制订康复目标，到如何检验疗效；从何种服务模式更合理，到对粗大运动功能分级Ⅳ～Ⅴ级的儿童是否需要辅助站立及治疗过程中的短暂双足着地的意义，都以循证实践的思路做出临床推理和合理的解释。从如何与家长沟通到使家长如何"炫耀"有发育缺陷的儿童，都有实证说明。

贯穿全书有几个非常重要的概念，它们对专业人员、儿童和家长都至关重要。位于所有概念之首的是：能力为本的策略——看重能力而不是残疾。这不是一本介绍某种治疗方法的专业书，相反，作者强调的是脑瘫作为一种终生的状况，不能依赖哪一种治疗方法去解决"异常"的问题。但是遵循书中的原则和研究证据，可以避免迷茫的家长四处寻医问药；可以减少治疗师无谓的体力劳动；可以最大程度地促进脑瘫儿童成为一个有能力、有自信、他们自己想要成为的独立的人。

感谢我们的翻译团队，他们都是一线的临床工作者，在繁重的工作之余，倾注心血悉心研读；感谢王灿医生对译文的通篇校对；感谢杜青教授、陈文华教授对译稿的审阅。我们还特别要感谢华夏出版社的梁学超主任及其团队的悉心工作！是各方的齐心协力，才使本书得以呈现给读者。

译文不妥之处，敬请读者不吝赐教！

魏国荣

2019 年 3 月 30 日 北京

序　言

1984 年，我加入美国脑瘫及发育医学研究院（American Academy for Cerebral Palsy and Developmental Medicine，AACPDM）时，希望能进一步理解如何照顾患有神经发育障碍的儿童（那时候，这些状况被称为"残障"）。作为一名刚入行的儿科神经学者，虽然我曾有幸接触到 20 世纪后期儿科神经病学的一些代表人物，如：道奇（Dodge）、德维沃（DeVivo）、菲什曼（Fisherman）、沃尔普（Volpe），并从他们那里获得很多关于最新的儿科神经病学的临床及科学研究方面的精彩介绍，但是仍觉不足。除了病理学和诊断之外，我想要了解如何对他们实施照顾。我在实践中看到，我们需要思考：如何最好地满足患有脑瘫和其他神经发育疾病的儿童的需求。我认为，对于此类状况的照顾，需要基于对人类和此类状况本身更深入地了解，以及挖掘对这些患者及其家庭进行有意义的治疗的潜力。简言之，我想知道在我做了诊断**之后**该怎么做。我应该如何传达诊断信息，我应该推荐怎样的治疗，我该如何判断诊断后干预的价值，以及关键的是，我如何让患者及其家人参与到治疗和照顾的过程中。为了实现这一目标，我寻求更广泛意义的实践，并与对类似问题感兴趣的其他专业组织建立了联系。

在探索过程中，我接触到了 AACPDM 的同事，他们也正在寻找这些问题的答案，他们讨论和研究如何改进方法，可以使我们为患者提供更多有意义的服务。该团队中最优秀的两位便是彼得·罗森鲍姆（Peter Rosenbaum）和刘易斯·罗森布卢姆（Lewis Rosenbloom）。因此，当我尊敬的同事和朋友们让我阅读他们的手稿时，我感到非常荣幸，我们能够聚在一起正是因为这些年来大家都关心的事情：理解脑瘫的多维性，脑瘫是一种典型的儿童期残疾。因此，我衷心地推荐这本书。

作者们做了独特及价值无量的贡献，通过他们的临床、教学、研究和编辑力，折射出了他们对儿童期残疾的深刻理解和他们的责任心：对于我们服务的儿童及其家庭，什么是最重要的！

在这本书中，罗森鲍姆教授和罗森布卢姆博士的目的是从多个角度来理解脑瘫，但用他们自己的话来说，这并不是"关于脑瘫的生物医学或流行病学的说教"。他们为自己设定了直接与有脑瘫儿童的家庭对话的任务，他们坚信患者及其家庭所关心的问题是服务提供者的最佳焦点。作者的方法是将事实信息与更广泛的环境解释相结合，并在适当的地方添加个人观点，以提供一个最有价值的视角。

全书共分四部分，以使读者更全面地理解脑瘫。

第一部分是关于脑瘫的最新定义的基本信息，以及当前关于脑瘫流行病学、病因学、分类及它与其他神经障碍之间的关系的观点。

第二部分为儿童残疾背景因素的基本信息。分章节对基于证据的批判性鉴赏的评估方法，国际功能、残疾和健康分类（International Classification of Function, Disability and Health, ICF），以及对家庭问题的更广义的观点进行了介绍。这些介绍为读者提供了一个框架，用于解释和概念化研究，最具意义地结构化干预措施，以及建立沟通，以最有效地建立治疗伙伴关系。

第三部分介绍了包括来自玛格丽特·梅斯顿（Margaret Mayston）博士的杰出贡献，并涵盖了诊断和评估及治疗干预计划、实施和监督等各个方面。

第四部分详细描述了决定和测量脑瘫患者的结局的多层概念，进行了关于生活质量问题的讨论，其中一章关于向成年过渡的过程，最后一章关于脑瘫成年期。

在前言中，作者将他们的工作描述为"对话和分享思想，因为我们一直在努力理解脑瘫，并寻求解决问题的答案"。他们用对话分享想法，他们的风格和方法是独特的。这使我们很容易在他们的叙述中理解作者的观点并聆听他们的声音，这些观点是作者数十载临床工作智慧的缩影。叙述的语气是轻松的，信息以一种高效的方式加快了人们对这个被称为脑瘫的许多碎片是如何组合在一起的理解——所有这些都是基于我们正在谈论的关于儿童及其家庭的理解。读这本书是一种舒适而有启发性的体验。阅读它，你会对脑瘫有不同的想法，并且思考它如何影响你的孩子、你的患者和你的同事。

约翰·F. 曼托瓦尼（John F. Mantovani）

仁慈儿童医院　儿科主任

美国密苏里州圣路易斯华盛顿大学医学院　临床神经病学及儿科学　副教授

前　言

　　读者可能会发现，读这本书首先需要理解我们写这本书的出发点。我们是从事发育医学并有多年临床经验的医生，长期从事脑瘫和其他神经发育疾病的专业工作。我们的兴趣和观点是互补的：刘易斯·罗森布卢姆是一名儿科神经学家和导师，而彼得·罗森鲍姆是一名儿科医生、教师和研究人员。我们也是终生的朋友，在一起工作和学习了几十年。这本书代表了我们多年的共享对话和思想精髓，因为我们一直围绕着脑瘫的问题进行研究。

　　在呈现我们的观点时，我们不仅依赖于我们在专业实践中所学到的知识，还依赖于现有的研究证据。就后者而言，我们就如何获得、解释和利用证据提出了自己的看法。我们认识到，一些关于特定评估、措施、治疗和处理的细节已经过时或迟早会过时。我们庆幸新研究不断推动这一领域的发展。因此，我们提供了关于读者如何对证据进行"批判性鉴赏"的观点，以便读者有能力评估关于脑瘫的任何方面的主张，无论是病因、干预的有效性，还是儿童和青少年的成长轨迹。

　　我们选择了重点强调脑瘫儿童家庭所关注的问题——这些问题显然也涉及一线的专业人士。重点不是将脑瘫作为"神经发育障碍"的生物医学或流行病学领域的问题，而是脑瘫儿童家长面对的挑战——我们作为服务提供者可以与脑瘫儿童及其家长、脑瘫的年轻人一起解决问题。我们希望这种方法能够使临床的一线专业人员、家长和其他服务提供者找到它的应用价值。

　　本书共分为四部分。

　　第一部分，脑瘫——基本知识。我们讨论了脑瘫作为临床和流行病学的实质。这一部分共有五章，分别介绍：什么是脑瘫；脑瘫的流行病学；我们所了解的病因是什么；人们如何对脑瘫进行论述和分类；脑瘫与其他神经发育障碍的关系。

第二部分，环境因素和批判性思维。关于脑瘫及其相关问题，我们为读者提供了一种理解我们如何思考及我们希望他人如何思考的方式。我们都相信对研究证据的理解是很重要的。出于这个原因，我们提出了关于"批判性鉴赏"的基本概念，我们希望它能提醒读者，在评估传统的和新的"证据"时，需要进行分析性地批判和深思熟虑。在这部分，我们还将介绍并简要讨论两个重要的概念，这两个概念应该指导临床实践。它们是世界卫生组织（WHO）的国际功能、残疾和健康分类（ICF）中的，一个是说明性的案例，另一个是关于家庭在患有脑瘫和其他神经发育疾病的儿童的生活中所扮演的重要角色。

第三部分，脑瘫临床视角。这个主题包括脑瘫的临床识别和诊断、综合评估、干预的原则和治疗目的，以及关于干预的特定问题，包括传统的和替代性的方法。若读者想寻求关于特定疗法、教育策略和相关服务的详细内容，可以参考合适的资源，这些不在本书的讨论范围。

本书的最后一部分，第四部分，儿童期及儿童期以后的结局。在这里，我们提供了关于"结局"的整体性讨论；我们考虑了与向成年期过渡有关的挑战和机遇；我们提醒读者，尽管脑瘫最初是"儿童期的状况"，但患有脑瘫的儿童会长大成人。我们有许多知识需要学习和探索，以使他们成年后仍可以受益于儿童期的干预。

我们非常感谢我们的同事玛格丽特·梅斯顿（Margaret Mayston）对本书的贡献，特别是对第三部分的撰写。玛格丽特既是一名物理治疗师，也是一名学者，她撰写了关于干预内容的主要章节。我们非常感谢她的帮助。我们也感谢尼娜·科莱梅宁（Niina Kolemainen），她更新了第 2 章早期版本中关于脑瘫流行病学的信息。

我们应该对现代社会中将残疾通常描述为截然不同的医学和社会"模式"进行讨论。究其本质,生物医学模式将残疾人视为有"病"并且需要治疗的人。据此,它强化了一种依赖文化:要想为残疾人带来改变,只有依赖医疗及其相关专业。

相比之下,社会模式则集中在人是多元化社会的重要成员。该模式指出,残疾人是一个独特的个体,他在生活中应该享有与他人相同的机会。依照社会模式,"残疾"的解决方案是在现实社会中,改变态度、环境和组织结构。

我们的观点是应用ICF(第7章)的理念,强调家庭的核心作用(第8章),也强调专业人员的作用,尽管该领域存在有争议的方法,并且有时会被边缘化。毋庸讳言,我们认为二者是互补的,希望读者会认同这两者都是必不可少的。

我们使用的术语仍在发展变化,许多人强调使用"以人为本"的词语["有残疾的个体"(the individual with a disability)]。有些人,包括本书作者,喜欢用"残疾人"(disabled person)这样的方式表达,以反映残疾作为人与环境之间相互作用的社会建构,"残疾"人可能是因为环境因素限制了他们全面参与生活的能力。

关于术语的另一个问题是使用"智力落后"(mental retardation)、"认知障碍"(cognitive impairment)、"(严重的)学习困难"[(severe)learning difficulties]和"发育迟缓"(developmental retardation)。尽管"智力落后"在《精神障碍诊断和统计手册》(*Diagnostic and Statistical Manual of Mental Disorders*)中被使用,但第四版及许多临床医生已经不再使用了。我们遵循常用的原则,就是用"发育迟缓"这个词来形容年幼的儿童,用"认知障碍"或"学习困难"等词语来描述年长的儿童及较严重者。

本书是献给那些发现自己正处于一种意想不到的"事业"中的抚养脑瘫儿童的父母;献给那些患有脑瘫的成年人,是他们挑战我们去认识他们的生活问题;献给那些广大的服务提供者,大家都是这个旅程的向导。我们试图与所有人平等地交谈，并希望书中的观点能与所有对脑瘫感兴趣的读者产生共鸣。

彼得·罗森鲍姆（Peter Rosenbaum）

加拿大安大略省汉密尔顿

刘易斯·罗森布卢姆（Lewis Rosenbloom）

英国利物浦

2011 年 12 月

目　录

第一部分

脑瘫——基本知识

第1章 什么是脑瘫?

概述

新出台的关于脑瘫（cerebral palsy, CP）的定义和分类，体现出国际上致力于对这种曾经有不同意见的儿童期神经发育障碍达成统一见解的人们所做的努力。本章将讨论脑瘫定义的细节，重点强调与脑瘫相关的关键点。脑瘫当前的定义及分类体系是否优于既往的体系仍然有待考证。作者希望人们可以突破临床及地域的限制来应用这一定义和分类，从而推进整个领域使用统一的概念及术语。

在临床医学领域一直有一个传统，即对疾病和障碍进行命名和分类。综合不同要点将各种疾病和障碍区分开一直是很关键的。这些要点可能是其临床特点（如发生、表现、自然病程），可能是其背后的生物医学基础（通过各种科学研究发现），甚至可能是其对于干预的反应。诊断的过程无论是对医生还是对患者都是至关重要的，因为只有正确地判断出"它"是什么，才能有"的"放矢（也需要甄别出"它"不是什么）。

每个在儿童期残疾领域工作的专业团体都有他们自己对脑瘫的惯用定义。这些定义各不相同，但是都具有相似的部分。我们的目的是将这些不同的惯用定义进行整合。Morris（2007）一直很关注历来针对脑瘫的观点及其定义，有兴趣的读者可以参考他的总结。

在2004年夏天，一个由临床人员和科研人员共同组成的国际团队相聚于美国马里兰州的贝塞斯达（Bethesda, MD, USA），在为期 2 天的集会上共同探讨了发育障碍领域的一个长久以来的难题。在此之前的 40 年时间里，脑瘫的定义都是沿用 1964 年的一个经典的陈述，脑瘫是"由于未成熟的脑的缺陷或损伤导致的运动和姿势的异常"（Bax 1964）。尽管 Mutch 等人在 1992 年对这些观点进行了少量但是很有用的修订（脑瘫是"一组继发于发育早期的脑损伤或异常，非进行性的，但症状又常常变化着的运动损伤综合征的总称"），然而这些定义仍然存在不确定性，甚至对于"脑瘫"一词在当今是否仍旧适用也存疑（Bax et al. 2007）。

2004 年的会议主要由英国卡斯唐基金会（Castang Foundation of the UK）和美国联合脑瘫研究和教育基金会（United Cerebral Palsy Research and Educational Foundation of the USA）联合主办。临床科学和生物科学众多领域中的多项因素增加了人们对于发育神经学的理解。脑瘫作为一种典型的"发育障碍"在发达国家仍旧很多发，其发生率为 2‰ ~ 2.5‰，而其在发展中国家的发生率甚至更高。因此，重新审视脑瘫的概念及其定义是很有必要的。

首次发表于 2007 年的新的定义，内容如下：

> 脑瘫（CP）是一组发生于发育中的胎儿或婴儿大脑的非进行性功能紊乱所引起的活动受限症候群：存在发育性的持续的运动和姿势障碍；常伴有感觉、知觉、认知、沟通、行为功能紊乱，并可伴发癫痫、继发性的骨骼肌肉问题。

> Rosenbaum 等（2007）

本书的作者参与了这一定义的制定。我们认为，将"脑瘫"视为一个临床表现还是一个"疾病诊断"仍有待进一步讨论（Rosenbloom 2007）。基于此，我们提出了一些思考方向，这些思路不仅针对脑瘫，也适用于整个发育性障碍谱系。

我们认为有必要探讨新定义背后的观念，并提出个人的反思及看法。我们认为此次修订并拓宽的定义可以帮助人们理解制定脑瘫定义所遇到的挑战，毕竟这是一个十分概念化和现象化的生物医学名词。同时，我们也会讨论"脑瘫"这一概念的不足。

为阐释这些理念，以下简单描述了两个脑瘫儿童的早期病史。从这两个病例可以看出，脑瘫儿童的早期病史是多样性的，而且临床表现经常不只限于运动障碍。

病例 1

安安，孕 37 周出生，母亲孕期有高血压病病史，孕晚期有胎儿发育受限。生产初期曾尝试顺产，但过程中的胎心监测表明胎儿情况不良，胎儿头皮血取样显示有酸中毒，遂采取紧急剖宫产。

安安的出生体重和头围在第三至第十百分位之间。安安出生时有心肺衰竭症状，尽管被及时地进行了复苏治疗，生后 10 分钟内的阿普加（Apgar）评分也偏低。其后她出现了新生儿脑病并伴有抽搐。

生后 2 年内，安安的运动能力、社会反应性和语言发育都明显迟缓。视觉功能发育尚不能确定。头部生长缓慢，头围低于第三百分位。脑部核磁共振成像显示大脑半球获得性白质信号改变。

2 岁时检查，安安表现为双侧运动障碍，考虑为脑瘫。粗大运动功能分级（Gross Motor Function Classification System，GMFCS）评定为 V 级（Palisano et al. 2008）。（完整的 GMFCS 见附录一。）肌张力明显增加，四肢痉挛。体重低于第三百分位，进食困难且需时延长。总之，发育迟缓确认无疑。

从安安的病史可以看出，有必要辨识出她的脑损伤与其母亲怀孕及生产状况之间的关系，也要留意她的残疾范围远远不止运动功能损伤，同时要意识到她对终身照顾的需求。

病例 2

贝贝，足月产，母亲孕期、胎儿出生时均无异常。他的出生体重和头颅大小接近第五十百分位，新生儿期亦无异常。

7 个月时，他偏爱使用左上肢。14 个月他开始学站的时候，被发现右腿肌张力增加。15 个月时他可以独走，被怀疑有右侧偏瘫。头部核磁共振成像显示左侧大脑中动脉区域局部梗死。

9 岁时，他的 GMFCS 为 I 级，右侧小腿肌张力明显增高；他走路的时候右足趾踮地。他不情愿使用右臂和右手，其手功能分级系统（Manual Ability Classification System，MACS）为 II 级（Eliasson et al. 2006）。（完整的 MACS 详见附录二。）

我们也会担心，因为他的教育进度出现了异常，他有一些行为问题，并有过两次抽搐。

这些问题主要有助于我们理解他的整体运动损伤对于功能独立及成年期功能的重要性，并让我们意识到他在这些方面的预后可能会被认知、行为问题及癫痫所影响。

有了这两个病例作为背景，我们提出了与脑瘫相关的一些问题，尤其是当专业人士评估和处理儿童或者年轻脑瘫人士时应该思考的问题。

一、脑瘫到底是一种"疾病"、一种"诊断"、一种"发育障碍"，还是单纯的一种"状况"？

首先要考虑的问题是脑瘫应该被视为一种"疾病"、一种"诊断"、一种"发育障碍"，还是单纯的一种"状况"？到目前为止，人们已知脑瘫与若干已证实的病因学因素相关（如脑部畸形、核黄疸、碘缺乏），以及存在确定的高危因素（如早产、双胎、产道感染、围产期异常），所以很显然脑瘫不是一种单一的"疾病",不是如 I 型糖尿病或进行性假肥大性肌营养不良那样命名的"疾病"。利用当今敏感性较高的影像学技术,可以看出脑瘫者的脑部损伤的性质、时间及分布都存在很大差异,临床病理学(这里指临床影像学)的相关性差异也很大,并且经常各不相同。Bax 及其同事(2006)在欧洲一个大型脑瘫研究中发现,脑部损伤的位置(由磁共振扫描专家解读)与所谓临床"症状"之间存在重要关联,临床"症状"包括运动功能损伤及其他一系列神经发育障碍。

　　由于脑瘫的临床表现存在着广泛的差异性,并且存在众多致病途径(Stanley et al. 2000),因此将脑瘫归类为一种"疾病"的想法似有不妥。那么,将脑瘫作为一种"诊断"又意味着什么呢?正如本章开头所列出的脑瘫传统定义,这个词描述了生命早期出现的运动功能和姿势发育的损伤。我们暂且先把这个"早期"的定义的问题放在一边,首先要强调的是,所有这些定义都指向儿童粗大运动发育,而不是特定的其他可以用来进行诊断或者鉴别诊断的生物医学标志。

　　尽管我们也主张,相较其他拥有明确生物医学"病因"的情况,将脑瘫作为一种诊断有欠精确,但是确定这个儿童患有"脑瘫",对其进行仔细评估,富有同情心地与其家人沟通评估结果,制订并检视干预计划,然后对儿童的长期发展进行追踪等都是相当重要的。

　　针对脑瘫的"诊断"时机也常存有争议。有些人认为 2 岁以前都不能确定某个儿童患有脑瘫,另一些人(包括本书作者)认为在很多情况下——通常是功能异常表现得很明显("严重")的儿童,可以在 6 个月大时或更早被识别,或者至少暂时认定为运动姿势和功能异常。当然,在实际操作中,临床工作人员都具备对儿童早期运动发育"异常"进行识别并采取相关措施的能力(Rosenbaum 2006a,b)。当发现婴儿或者儿童的运动行为出现"数量"和 / 或"质量"上的问题时,将其转诊使其可以获得适当的促进发育的服务,并持续追踪其进展。采取这些措施是为了评估儿童发育的自然进程,最后决定该儿童的情况是否符合"脑瘫"的诊断。正如 Weindling(2008)曾经指出,人们很难在症状出现之前对脑瘫进行预测，例如，新生儿颅脑超声波研究显示出异常。我们支持 2007 年脑瘫定义中的理念，想要诊断脑瘫，应该有"活动受限"的证据，而不应该单纯依靠可能出现在脑瘫人群中的高危因素或者单独存在的"损伤"（指身体结构上的问题，见第 7 章）来下结论。

欧洲脑瘫监测组织（Surveillance of Cerebral Palsy in Europe，SCPE）（Cans 2000）提出了一个流行病学导向的折中办法。根据 SCPE 制定的一份很实用的指南（《SCPE 参考和训练指南》）的指引，SCPE 数据库工作的不同脑瘫登记处的工作人员可以先做出临时脑瘫的诊断，临时诊断的年龄不限，但只有在儿童达到 4 周岁以后，工作人员才能向登记处确认，这个孩子具有脑瘫的临床表现。他们认为，在儿童 4 岁以后应该可以明确那些早期识别的功能问题是否消失，抑或随着发育，儿童的表现符合脑瘫的诊断。当然在这期间，需要对该儿童进行密切监测并对其提供适当的发育干预，这些干预并不是脑瘫独有的。

二、将脑瘫视为"发育障碍"其背后的含义？

我们认为新版脑瘫定义中最重要的贡献在于第二句话（见 p.4）。在这句话里，除了"运动"功能以外，其他潜在的**功能**异常也被正式认定为脑瘫临床表现谱系的一部分。这些功能异常不是脑瘫所**必须**要有的表现（尽管很常见），然而如此明确地将它们纳入定义，表明新版定义的作者们开始关注到儿童发育的很多方面都与"脑瘫"相关并受其影响，相关的影响**可能**是直接首要的影响（脑部结构和功能的异常导致的），也可能是继发的影响（与运动功能异常相关的其他发育异常）。

不同于单纯强调脑瘫的脑部异常功能或者其"疾病"的成分，新出台的脑瘫定义所使用的字眼着重其对儿童发育、功能及生活轨迹的**影响**。这种做法直接将人们对脑瘫（及很多其他早期起病的儿童期问题）的思考引入探讨这些情况是如何在实际上或者潜在地改变儿童的发育模式的。有别于对脑瘫或者其他发育问题的生物医学角度的探讨（如诊断问题、病因学问题、遗传问题及"治疗"问题等），这一理念更关注脑瘫"管理"过程中相关的挑战和生命历程角度的探索。

挑战之一是脑瘫的"治疗"应该多大程度上针对其基础"损伤"（如痉挛、高肌张力、异常反射），以及多大程度上利用"扩大和替代"干预所涉及的技术与设备去提升其功能。如果在适当的发育时机予以"扩大和替代"干预，使其与儿童在这一时期所萌生的功能层面的需求相匹配，尽管儿童的发育进程仍然是异常的，其基础的神经损伤也并不能被逆转，但仍可以促使儿童发挥其功能。[当然，相比于用例如肉毒毒素治疗，以损伤为导向的治疗的确可以减低痉挛的影响，然而这些治疗是需要有适当的指征的，并且也不能就此推论这些治疗本身能够改变功能预后（Wright et al. 2008）。]

Butler 的研究（Butler et al.1984；Butler 1986）显示了替代性干预（alternative interventions）对于促进功能和发育的效用。她证实了活动能力的强化（"被提升"）对 2 岁 6 个月的儿童的显著影响。当通过外力手段促进儿童移动时，其语言、探索、社会功能，甚至运动的主动性都会受到显著的影响。对于动力性移动装置的掌控技巧，他们只需花费相对较少的时间进行接触和练习就可以独立掌握。此项干预措施并非着重于儿童的基础损伤，而是通过"环境"的改造来影响其生活，这种干预的切入角度是目前所知的"治疗"方法所不具备的（Rosenbaum 2008）。这个研究与世界卫生组织（World Health Organization，WHO）提出的国际功能、残疾和健康分类（International Classification of Functioning, Disability and Health，ICF）的理念相吻合，且比其提早了近 20 年。关于 ICF 的介绍请参见本书后文（见第 7 章）。

同时，我们也注意到仍旧有很多传统的、"正宗"的以损伤为导向（impairment-based）的治疗手段在排斥替代性干预的使用，例如避免使用为帮助改善移动能力而设计的助行器，或者对有听力或语言损伤的儿童避免使用手语。这些传统方法的倡导者仅仅将治疗的方向设定为纠正其潜在损伤，进而提升其"正常"的功能。我们认为此类想法是极其保守的。优秀的临床研究并不支持这种理论，即认为促进"正常"功能并不优于此处推荐的替代性干预，同时也缺乏有说服力的证据支持可以通过"纠正"生物医学的损伤来改变功能，从而将其确立为正确的临床措施。

三、将脑瘫视为一种终身情况的理念

新版定义中第三个需要强调的问题——隐含在定义第一句里的"持续"一词——是将脑瘫视为一种终身状态的理念。与几乎所有的"神经发育"异常一样，脑瘫一直以来都被认为是一种"儿童期疾病"。到目前为止，这种想法是可以被理解的，因为脑瘫和相关的神经发育问题都是在生命早期被发现的，并且在大多数国家都是在儿童卫生系统进行识别和管理。事实上，这些神经发育异常情况所导致的死亡率是很低的（Strauss et al. 2007），大多数脑瘫儿童都可以活到成年。实际上，脑瘫成人的数量要多于脑瘫儿童的数量。这个事实对于那些传统地定义脑瘫主要是或者仅仅是"儿童期"残疾的概念有着重要影响。

其中一个重要事实是，在世界上大多数地区，专注于成人的服务对"儿童期异常"都不太了解。脑瘫通常都被粗浅地认为与成人脑卒中、获得性脑损伤及其他神经运动异常类似，脑瘫患者一直到成年期都要经历发育上的终身问题，这与曾经生活得正常直到成年期患病而导致功能受损的人有着本质上的差异。这些差异所涉及的问题之一是针对成年人的服务工作者可能很少理解或者根本不理解脑瘫患者的这些不寻常的人生经历和"文化"，因此不能合理地帮助成年脑瘫患者去适应成年人的世界。

另一个问题是，脑瘫人群对生活中的医疗方面的需求通常低于其对社交、就业、社区生活等方面的需求，成年脑瘫人士在这些方面需要的支持更多。就业不足和社会隔离通常被认为是成年脑瘫患者及其他神经发育障碍患者面临的最大挑战，然而可以提供给成年脑瘫群体的社会服务及咨询服务通常都不足以帮到他们。同时，脑瘫人群的老龄化问题也需要被更好地关注，以避免将成年脑瘫人群遇到的所有困难都简单归因于他们的"儿童期"神经运动问题

（O'Brien & Rosenbloom 2009）。

关于成年期脑瘫的另外一个考虑要点是上述两个问题的必然结果，即传统的治疗仅针对脑瘫的活动能力及相关的"运动"功能的部分，这种做法对于终身性的脑瘫来说太狭隘了。如果将脑瘫视为一个集神经发育异常与永久性损伤于一体的情况，正如新版定义所强调的，那么将儿童期的"治疗""处理"和"管理"的目标重新调整为针对这些问题所导致的对**发育**的影响，从而将干预的重点放在确保他们能够发育得适当就很有必要了。这意味着，我们的干预应立足于儿童生命历程的广阔背景，致力于提升其功能能力，以及对于自身能力和才干的认知，采取以能力为导向（strengths-based）的方法而不是继续一味地强调残疾儿童不擅长的方面；同时也强调在患者整个生命期内的思考和行动的持续性，从而在脑瘫儿童过渡到成年期以后仍能保证为其提供持续顺畅的服务。

这个理念的最后一个考虑点是干预应该遵循以家庭为中心的服务（family-centred service）模式。很多儿童卫生服务工作者都很容易在口头上认可这一理念，实际操作中家长需要专业人员的帮助以理解他们的脑瘫孩子存在"发育"上的困难，而不是单纯认为他们的孩子有"病"（由"脑部损伤"导致的），因此必须接受"治疗"。家长需要被妥当地告知干预方案的选项，他们对于子女发展的期望亦需要被尊重和被倾听。在荷兰，Ketelaar 与其同事（2001）在一个重要的随机临床试验中有力地证实了，与传统的以损伤为导向的治疗相比，以父母和孩子所设定的功能性目标为导向的干预，可以用更少的干预达到更好的长期功能性结局。

四、脑瘫定义的"不足"

新版脑瘫定义所衍生出的第四个问题就是仍然存在一些"界限模糊"（不足之处）——在 2004 年共识会议之后仍然存在的争议点。争议之一是关于"发育中胎儿或婴儿脑部损伤"（Rosenbaum 2007）在时间上的上限。儿童可能在出生后因为某些事件而获得中枢神经系统损伤，如脑外伤、中枢神经系统感染、窒息、脑型疟疾（在发展中国家）。这些因果事件时间上的上限问题是一个长期难题。这是一个不争的事实，一方面，从流行病学的角度来看，重要的是界定可能产生"脑瘫"结局的事件的范围，以及探索中的可能与脑瘫相关的各种不同致病途径。另一方面，从临床和卫生服务的角度来看，无论是对于早发（"先天"性）还是对于所谓的迟发（在儿童发育期的前几年"获得"）的脑瘫儿童，他们的识别、管理和长期追踪随访都应该是相似的，并且应该侧重于儿童及其家人所关心的"发育"方面的困难，因为毕竟这是个典型的"神经发育"问题。

另外一个新版定义中多年来引起大量讨论的问题是关于"非进行性"损伤的概念。这个问题复杂的地方主要有三点。脑瘫儿童会随着时间自然地变化和发展，所以他们在不同年龄的生活和功能的各个方面都会有所不同。虽然知道生物学损伤可能会限制或者影响发育模式，但是为了区分是"疾病进程"还是儿童期自然的"变化和发展"过程，理解这些变化和发展的自然进程是很重要的。

有一些儿童期的典型神经退行性疾病很明确地是属于"进行性"的，一些婴儿和儿童的一些传统的、明显"静止"的脑病很可能在以之前未被觉察的方式慢慢"进展"。此外，成年脑瘫患者的衰老过程也与其他成年人不同，至少在人体器官系统的"损耗"方面存在很多不同，包括肌肉和关节的继发性问题。脑瘫人群无论在内在还是外在遇到的困难（如现存的针对成年脑瘫人群社区层面的计划和服务的不足）都会导致其社会适应性上的限制，而这些身体结构和功能的快速变化可能与这些限制相关。如果情况属实，那么可能有很多重要但是被遗漏的针对脑瘫成年期生活的二级预防的机会。

关于"进行性"的问题看似并无简单答案，但是新版定义的注释写得很清楚："由已知的进行性脑部异常导致的运动功能障碍不应视为脑瘫。"临床例子可能包括共济失调毛细血管扩张症或者雷特综合征（Rett syndrome），这些疾病的早期表现跟脑瘫很相像。前文提及的 SCPE 方案中"在儿童 4 岁时才正式确认其患有脑瘫"的方法，使得大多数的病例可以被分辨出儿童发展过程体现出的是进行性的而非静态的，同时有机会根据定义排除那些不是"脑瘫"的病例。正如前文所述，作者相信，在临床角度无论生物医学上的诊断为何，工作人员都能够且应该识别运动发育的异常，并提供相应的帮助。对于患有功能障碍的儿童，是否干预及何时开始干预，与最终是否明确"脑瘫"的诊断，二者不能混为一谈，前者是一个临床决定。

另外一个不足之处是与运动损伤同时存在的其他问题被认为是不太重要的，甚至是微不足道的。从诊断的角度来看，这个问题甚至可以上升为继续使用"脑瘫"来概括患儿的情况是否仍旧合适。这个问题很难有确切的解答，尤其是当临床表现中伴有难治性癫痫或者严重的认知损伤等情况时。在实际操作中，如果在临床上有明显的中枢性运动障碍，我们就会继续使用脑瘫来明确诊断，即使运动损伤对于功能的影响并不是那么严重，我们也的确承认这是一个灰色地带。

脑瘫的分类

最后，让我们来简单了解一下关于脑瘫分类的问题——这个问题贝塞斯达小组（Bethesda Group）在 2004 年的讨论中阐述过，本书第 4 章也会详细讨论。这里会列出几个基本要点。首先，分类可能是基于以下一个或几个理由：为了描述某个儿童或者某个群体；为了预测未来的情况；为了评估功能上的变化。其次，分类方法有几种，所以在决定采取哪种分类系统之前，清楚地知道自己的分类目的很重要。例如，传统的脑瘫临床描述着重于：（1）**解剖分布**（身体的哪一部分受到影响）；（2）**运动损伤**的本质（运动系统呈现出僵硬和"痉挛"，松弛和"肌张力低"，或者运动控制不良——"手足徐动"、"共济失调"或"肌张力障碍"）；（3）**严重程度**（传统分为"轻""中""重"，无论这些字眼表达的意思是什么）。

任何实用的评估系统（分类也是评估的一种形式）必须兼具可信性（在被评估者的状况稳定的前提下，不同的评估者和时间段评估所得到的答案都是一致的）和有效性（有意义并能反映"事实"）。需要注意的是，传统的脑瘫分类系统很少是既可信又有效的。新的针对脑瘫的以目标为导向的评估系统已经面世了，并证实能够有效地描述/区分粗大运动功能（GMFCS）（Palisano et al. 1997，2008）和手功能（MACS）（Eliasson et al. 2006）。这些系统（分别收录于附录一和附录二），无论是家长、服务人员还是研究人员都能够接受，并且反复证实了家长和专业人员的评估结果之间呈高度一致性（Morris et al. 2004，2006）。

Gorter 等（2004）证实了 GMFCS 除了是最可靠（可能是唯一）的粗大运动临床分类系统之外，还有不同的等级，GMFCS 的每个不同等级都包含了不同受累解剖分布和不同运动损伤类型的儿童。后者的特点之间互相重复，对于描述某个人的脑瘫的**功能**特点是无益的。因此，再次强调，无论选择什么分类系统，如果想要达到预定的评估目的，所选的分类系统必须要与评估的需求相符，并且是可靠的评估工具。这个问题在第 4 章会再详细讨论。

总之，我们认为无论是出于临床还是流行病学的目的，沿用"脑瘫"一词仍然是可行的。特别是，这个方法使我们能够与患儿家长、其他家庭成员及脑瘫患者进行交谈，并在提供咨询时，讨论该症候群的病因学、自然病史、管理和生活结局，这些都越来越为人所知。我们相信若摒弃"脑瘫"一词会引起相关人士的不便。

参考文献

Bax MC (1964) Terminology and classification of cerebral palsy. *Dev Med Child Neurol* 11: 295–7.

Bax M, Tydeman C, Flodmark O (2006) Clinical and MRI correlates of cerebral palsy: the European Cerebral Palsy Study. *JAMA* 296:1602–8.

Bax MCO, Flodmark O, Tydeman C (2007) Definition and classification of cerebral palsy. From syndrome toward disease. *Dev Med Child Neurol* 49 (Suppl. 109): 39–41.

Butler C. (1986) Effects of powered mobility on self-initiated behaviors of very young children with locomotor disability. *Dev Med Child Neurol* 28: 325–32.

Butler C, Okamoto GA, McKay TM (1984) Motorized wheelchair driving by disabled children. *Arch Phys Med Rehabil* 65: 95–7.

Cans C (2000) Surveillance of cerebral palsy in Europe: a collaboration of cerebral palsy surveys and registers. *Dev Med Child Neurol* 42: 816–24.

Eliasson AC, Krumlinde Sundholm L et al. (2006) The Manual Ability Classification System (MACS) for children with cerebral palsy: scale development and evidence of validity and reliability. *Dev Med Child Neurol* 48: 549–54.

Gorter JW, Rosenbaum PL, Hanna SE et al. (2004) Limb distribution, type of motor disorder and functional classification of cerebral palsy: how do they relate? *Dev Med Child Neurol* 46: 461-7.

Ketelaar M, Vermeer A, Hart H, van Petegem-van Beek E, Helders PJ (2001) Effects of a functional therapy program on motor abilities of children with cerebral palsy. *Phys Ther* 81: 1534-45.

Morris C (2007) Definition and classification of cerebral palsy: a historical perspective. *Dev Med Child Neurol* 49 (Suppl. 109): 3-7.

Morris C, Galuppi BE, Rosenbaum PL (2004) Reliability of family report for the Gross Motor Function Classification System. *Dev Med Child Neurol* 46: 455-60.

Morris C, Kurinczuk JJ, Fitzpatrick R, Rosenbaum PL (2006) Who best to make the assessment? Professionals and families' classifications of gross motor function are highly consistent. *Arch Dis Child* 91: 675-9.

Mutch LW, Alberman E, Hagberg B, Kodama K, Velickovic MV (1992) Cerebral palsy epidemiology: where are we now and where are we going? *Dev Med Child Neurol* 34: 547-55.

O'Brien G, Rosenbloom L (2009) Developmental disability and ageing. In: O'Brien G and Rosenbloom L (eds) London: Mac Keith Press.

Palisano R, Rosenbaum P, Walter S, Russell D, Wood E, Galuppi B (1997) Development and validation of a gross motor function classification system for children with cerebral palsy. *Dev Med Child Neurol* 39: 214-23.

Palisano RJ, Rosenbaum P, Bartlett D, Livingston MH (2008) Content validity of the expanded and revised Gross Motor Function Classification System. *Dev Med Child Neurol* 50: 744-50.

Rosenbaum P (1986) Effects of powered mobility on self-initiated behaviours of very young children with locomotor disability. *Dev Med Child Neurol* 50: 644.

Rosenbaum P (2006a) The definition and classification of cerebral palsy: are we any further ahead in 2006? *NeoReviews* 7: e569-e574. Also available at: http://neoreviews.aappublications.org/cgi/content/full/7/11/e569.

Rosenbaum P (2006b) Classification of abnormal neurological outcome. *Early Hum Dev* 82: 167-71.

Rosenbaum, P (2008) Effects of powered mobility on self-initiated behaviours of very young children with locomotor disability. *Dev Med Child Neurol* 50: 644

Rosenbaum P, Paneth N, Leviton A, Goldstein M, Bax M (2007) Definition and classification document. In: The definition and classification of cerebral palsy. Baxter P (ed.) *Dev Med Child Neurol* 49 (Suppl. 2): 8-14.

Rosenbloom L (2007) Definition and classification of cerebral palsy. Definition, classification, and the clinician. *Dev Med Child Neurol* 49 (Suppl. 109): 43.

SCPE Reference and Training Manual. Available at: http://www-rheop.ujf-grenoble.fr/scpe2/site_scpe/index.php (accessed 25 March 2008).

Stanley FJ, Blair E, Alberman E (2000) *Cerebral Palsies: Epidemiology and Causal Pathways*. London: Mac Keith Press.

Strauss D, Shavelle R, Reynolds R, Rosenbloom L, Day S (2007) Survival in cerebral palsy in the last 20 years: signs of improvement? *Dev Med Child Neurol* 49: 86-92.

Weindling M (2008) Gross motor functional abilities and periventricular leukomalacia. *Dev Med Child Neurol* 50: 647.

World Health Organization (2001) *International Classification of Functioning, Disability and Health (ICF)*. Geneva: World Health Organization.

Wright FV, Rosenbaum PL, Goldsmith CH, Law M, Fehlings DL (2008) How do changes in body functions and structures, activity, and participation relate in children with cerebral palsy? *Dev Med Child Neurol* 50: 283-9.

第2章 流行病学：脑瘫的分布及发病原因

概述

　　在本章里，我们以流行病学思维背后的概念和方法，以及当遇到脑瘫或者其他儿童期慢性疾病的流行病学研究时，读者们需要注意的地方为开端。[a] 然后我们列举了已发表的脑瘫流行病学的各种研究中所获取的一些数据，并说明了这些数据对于临床服务、卫生政策和服务的制定及资源分配的重要性。我们提出了流行病学工作在这一领域的长处和短处，也对随访人群研究的价值及不足进行了评价。

　　所谓流行病学是关于健康和疾病在某类人群中的研究。脑瘫的流行病学研究可以让我们知道脑瘫患者在某个社区的分布模式和可能的病因，以及这些模式是否会随着时间而改变。这些信息可以帮助我们找出那些可能会导致脑瘫的高危因素。我们也可以了解到新发病例的数量是否会随着服务模式的变化而变化，例如高危围产期护理的区域化、新技术的引进或者其他卫生服务系统的引进。要想利用流行病学中的循证依据，理解流行病学所用的术语很重要，所以下文我们简单列举了一些术语。[a]

---

a　部分内容选自：Missiuna C, Smits C, Rosenbaum P, Woodside J, Law P(2001) *The Prevalence of childhood Disability: Facts and Issus.* 本报告是 *CanChild* 儿童期残疾研究中心为安大略省卫生和长期护理部提供的报告。

一、何谓脑瘫的"患病率"和"发病率"？

要想了解脑瘫的分布模式及确定患病人数，有两个常用方法来确定和报告这一信息。脑瘫的**患病率**（*prevalence*）是指在某个指定时间点的某类特定人群中有多少人患有脑瘫（例如，2010 年加拿大人口中患有脑瘫的比例）。要想获得脑瘫的患病率，需要评估这个指定人群中的每一个人（多数时候是选取一个有代表性的"样本"，从这个样本可以推算出整体人群的情况），然后计算在某个特定时间窗里有多少人患有脑瘫。患病率通常描述为在参考人群中"每 1000 个活产婴儿中有多少人患病"。

患病率的研究可以让我们找出脑瘫患者的分布是否系统地遵循着某种地域特点，这种发现也许能够提示某些特定因素可能在脑瘫的形成中起重要作用。可能会遇到这种情况，比如有人发现脑瘫病例在碘缺乏地区的育龄期妇女中较为普遍（Hong & Paneth 2008）。碘缺乏令他们的孩子在出生时易患甲状腺功能减退症及发育残疾综合征，包括精神发育迟缓、耳聋和脑瘫。类似的信息除了对有兴趣研究脑瘫致病途径的科学工作者很重要，对决策者和社区规划者也很重要。对后两者了解如何在某地区分配预防和管理服务，从而使社区内有需要的人群最大程度受益是很关键的。

脑瘫的**发病率**（*incidence*）是指在某个特定时期内出现的脑瘫**新发**病例的数量（例如，在 2010 年 1 月 1 日至 2010 年 12 月 31 日，诊断为脑瘫的加拿大人的数目）。计算脑瘫的发病率，需要找出并计算出某个特定时间段内（通常为 1 年）所有的新发病例。脑瘫的发病率通常描述为"每年每千例"（这样可以令不同的情形的报道标准化）。

要想计算出某种情形的患病率和发病率，对该情形的清晰定义是至关重要的——清晰的定义可以在实际操作中确定哪些人需要被纳入，哪些人应该被排除。脑瘫定义的差异导致了所确认的脑瘫患者人数上的差异。类似地，不同的脑瘫评估或者分类方法也会导致其患病率和发病率的差异。

二、脑瘫的"诊断"意味着什么？

如我们在第 1 章所述，脑瘫的定义随着时间而变化。虽然人们一直努力建立一个公认的定义，并试图统一其在实际工作中的应用，但是不同国家间的差异仍旧是存在的。因此，关于报道的脑瘫的发病率和患病率的差异可能归因于脑瘫诊断上的困难。

神经发育问题，例如，脑瘫与某些特定的生物医学问题在诊断依据方面是截然不同的。部分神经发育问题较其他情况更容易获得精确的诊断。一般来说，诊断依据可以归纳为以下几点：

1. 一个肯定的生物学"标记物"（例如，一个特异性的可被检测的基因异常）可以证实某个特定的"疾病"（Bradley et al. 1993）或者问题（如唐氏综合征）的存在。这种情况下，诊断是相对简单的（例如，基于是否有 3 条 21 号染色体，可以确认该儿童是否患有唐氏综合征）。

2. 某些易于识别的情况（如慢性多发性抽动症），目前虽然尚未发现可以通过实验室检查而获得特别的"标记物"来帮助准确诊断（Mason et al. 1998），但是，其综合征的表征是显而易见的，并且具有时间和空间的一致性。

3. 儿童的表现（例如，由熟悉该儿童的人汇报的临床症状、行为和能力等）通常提示某些问题的存在，这些问题有相同的特征，尽管这些特征存在极大差异性。自闭症和脑瘫就属于这种根据症状学来定义的情况。

因此，当我们参考患病率的文献时，有必要确定作者是在讨论某个具有已知的可检测的"标记物"的特异性"疾病"，这些标记物可用以确认诊断和鉴别诊断，还是针对某个"病症"，其背后的生物学"原因"是未知的抑或是个体间存在很大差异的。这两种不同情况的确认和验证过程显然是各不相同的。

脑瘫的诊断以患儿的表现为基础（Rosenbaum et al. 2007）。诊断是根据其临床特点来描述和定义的，这些临床特点包括患儿的行为和能力（见第 1 章的定义），并且其潜在的损伤也存在很大的差异性，这导致了脑瘫临床表现上的差异。

最近达成的关于脑瘫定义和分类的共识，使得人们对脑瘫诊断的应用更趋一致化。与此同时，有一个著名的在欧洲八个国家之间开展的调查和登记的合作研究，其数据最后汇集成一个数据库（Cans 2000）。然而，要想确认某个人是否患有脑瘫，仍旧需要一定的判断。脑瘫的评估和分类正随着时间而改善，但是一些信度和效度不明确的评估工具仍旧在使用。因此，弄清楚文献中针对这些情况所采用的鉴别和诊断的术语及方法对读者来说是很重要的。

（一）某种病情的"严重性"是如何描述的？

在像发病率和患病率这一类估算性问题中，有个难点是描述和汇报其严重性。这个问题在受影响最小的人群中尤为突出，因为和"轻症"病例相比，人们总是更容易发现"严重"病例。（事实的确如此，当一个孩子的问题属于"严重"级别的时候，人们更容易判断出这种情形的存在，关于其诊断也有更高的诊断符合率。）

关于某种病情的严重性的报告主要包括：（1）评估严重性所涉及的因素；（2）界定为"严重"的阈值。脑瘫儿童的严重性至少与下面三个因素有关（WHO 2007）：身体结构和功能的损伤程度（例如，神经系统层面的损伤）；受损的活动范围（例如，能力和技巧方面的限制）；生活参与性的限制（例如，游戏和教育活动的参与性受限）。

定义脑瘫儿童的严重程度在某种程度上依赖于所采取的观点与角度。从医学的角度来定义严重性（例如，身体结构和功能的损伤程度）与从家长和孩子的角度进行评估（例如，参与日常生活活动的困难程度或者因照顾患儿所产生的家庭生活负担）可能产生截然不同的结论。另外，脑瘫是一个多元化的问题，可能有合并情况（所谓的"共患病"）（Boyle et al. 1994）。这些合并情况很有可能进一步影响到患儿的医学问题及其参与性的困难程度，因此当探讨患儿及其家庭的卫生服务需求、服务使用、健康状况的自我感知、学校表现和出席率等情况时，也要一并考虑其"综合严重性"。

在脑瘫的患病率和发病率的研究中，了解病情的严重性是如何界定的、研究中采用何种分类系统来描述患儿遭遇的问题，以及如何识别合并情况并纳入考量之中是很重要的。在某个研究设计中，如果能够合理地采用标准化的、可靠的、有效的分类系统，那么这个研究呈现出的数据的可靠性会大大增加。目前在儿童脑瘫领域，有两个分类系统在粗大运动能力（Palisano et al. 1997, 2008）和精细运动功能（Eliasson et al. 2006）的严重程度的分类中被认为是可靠和有效的——分别是粗大运动功能分类系统（GMFCS）和手功能分类系统（MACS）。这些分类系统也完美地示范了如何利用临床分类系统来缩短临床和流行病学之间的距离。（有关脑瘫的分类问题，包括功能分级的相关讨论，将在第 4 章详解。）

（二）类似脑瘫的儿童期残疾何时能被发现?

不同的儿童期残疾可以在儿童发育的不同阶段被发现。其中一些在出生时甚至出生前就已经很明显，例如，先天性的综合征，像唐氏综合征、脊柱裂、唇腭裂在出生时就可以辨认，妊娠期超声波检查也能越来越多地识别这些异常。另外一些可能显现（"出现"）得比较慢，可能只是在患儿不能达到典型的发育标志的时候（例如，初期脑瘫儿童的粗大运动障碍）显现出来，或者当异常行为出现的时候（例如，初期自闭症儿童的刻板行为和社交异常）被发现。

儿童期残疾不同的发病模式及发病时机，对儿童期残疾谱系中各种情况的循证依据具有明显的影响。这影响到在某个特定年龄能够发现哪种异常的概率，因此，也影响到在哪个（哪几个）年龄可以进行以流行病学为目的的患病证据采集。

对于基于患儿临床（功能上）表现进行诊断的情况，只有当儿童的病史和评估结果显示的发病模式与某种特定情况的定义相吻合，该患儿才能被确诊。脑瘫的定义（见第 1 章）显示，患儿必须具有运动和姿势发育的障碍并且合并有活动受限才能达到诊断标准。

评估儿童是否有这些障碍，需要将他或她的表现与所谓正常发育的儿童进行对比。这种对比是比较困难的，因为所谓的正常发育在儿童群体中本身就存

在相当大的差异。基于这个原因，很多人都不愿意在儿童 6~12 月龄的时候
给出一个明确的"脑瘫"的诊断，而是考虑为其他发育性的运动问题或者与典
型的发育有差异（当然，在识别和正式诊断的时候，严重性和年龄之间呈负相
关）。这些问题的临床表现通常很易变，并且在发育早期比较难区分。

关于这个问题，Kuban 等人（2008）的一篇报道就是个很好的例子。他们
通过对 2 岁儿童运动发育评估建立了一个识别脑瘫的诊断"决策树"（一个"推
导图"）。"决策树"包含几个运动功能项目，这些项目可以识别有运动功能损伤
的儿童。然而，正如作者所述，标准的脑瘫"诊断"仍旧有赖于专业人士的临
床评估。我们认为，Kuban 的"决策树"识别出来的是一些有运动发育障碍的
儿童，他们**可能**是脑瘫，当然也可能是其他疾病或者异常情况的表现，而这些
疾病或异常只能通过临床评估来确定。这些可能只是早期运动发育差异性的表
现，最后可以回归到正常，而非"异常的"功能（Rosenbaum 2006）。

在解读脑瘫流行病学研究发现的时候，有一点很重要，就是要弄清楚研究
的抽样方法和募集方法是如何兼顾脑瘫的自然病史的。要记住一点，儿童年龄
越大，越容易引起卫生服务或者教育人员的注意，因此被发现和诊断的机会也
越大。由于脑瘫自然病史的特点及所参与的服务机构，在儿童期早期统计获得
的脑瘫患病率会低于在整个儿童期统计获得的实际患病率。

因此，当读到有关发病率和患病率的报道的时候，重要的是要意识到数据
收集和结果报告的方法有很多种。最有说服力的数据，是那些实际统计的、通
过系统抽样采集的、对目标问题有明确定义的、采取复式调查方法的（例如，
由临床专家独立确诊，而非只是依赖家长汇报），以及对相关记录进行综合评判
而获得的。

三、关于脑瘫的发病率和患病率，我们知道什么？

尽管对于脑瘫的诊断及何时可以确诊（很多人认为是 3 岁）仍有争议，但
是通过一些设计严谨的大型研究获得的患病率却是相当稳定的。表 2.1 的信息

反映了过去 20 年里，一些高质量的患病率研究所报道的数据。在西方国家，脑瘫的患病率约为 2‰~2.5‰，这个数据在过去 40 年间变化不大。

表 2.1 中，各个研究之间的数据存在细小差异。部分差异可以由上文所述的原因来解释。例如，Kirby 等人（2011）和 Surman 等人（2009a，b）的研究中所纳入的儿童获得诊断时的年龄比较小（因此，可能包含了不是脑瘫的其他发育残疾儿童）。然而，Surman 的研究要求确诊的时间在 5~7 岁。因此，Kirby 等的患病率研究中可能包含了一些在小时候看似是脑瘫，但事实上却不是脑瘫的病例，这样的儿童在 Surman 的研究中会被排除。

另一个例子是 Krageloh-Mann 等人（1994）的研究，其所报道的患病率低于其他研究。这个研究中的研究对象单纯针对双侧痉挛型脑瘫。因此，根据纳入标准，只有一部分脑瘫儿童被纳入了研究，自然会导致患病率偏低。

各个研究之间患病率数据的差异也可能至少在某种程度上反映了不同地区和／或人群之间脑瘫患病率的真实差异。有证据（例如，Surman et al. 2009a；Wu et al. 2011）显示，脑瘫的患病率在低出生体重儿中明显更高。类似地，可能出于相同或者相关原因，妊娠周数（Surman et al. 2009b）和多胎妊娠（Surman et al. 2009a）也是高危因素。除了与儿童相关的原因，母亲未接受产前保健及受教育程度低都被发现是她们的孩子患脑瘫的危险因素（Wu et al. 2011）。某些研究发现，脑瘫患病率的差异，可能归因于社会经济上的差异；然而，其背后的机制很难解释，也许将来会发现，这些差异与其他的暂时未知的因素存在关联（Dolk et al. 2010）。

四、随着时间推移，脑瘫的分布有何变化？

一些从大型残疾登记机构获取数据的高质量报道和研究发现，过去 20 年来，儿童脑瘫的发生率在逐渐降低（例如，Platt et al. 2007；Surman et al. 2009a，b；van Haastert et al. 2011）。但是也很难一概而论，一篇聚焦于早产儿的文章表达了以下观点（Robertson et al. 2007）。

表 2.1 最近的研究中有关西方国家脑瘫的患病率

作者[a]	研究国家	研究年份	年龄[b]（岁）	患病率[c]（95%CI）	数据来源	调查人数[d]
Kirby et al. (2011)	美国	2006	2~8	3.3(3.1~3.7)	监测项目	142 338
Andersen et al. (2008)	挪威	2003—2006	4	2.1(CI n.r.)	医疗及康复记录	178 095
Sigurdardottir et al. (2009)	冰岛	1997—2003	4~10	2.3(1.8~3.0)	残疾登记	29 137
Surman et al. (2009a)	英国	1984—2003	7	2.0(1.9~2.6)	残疾登记	688 018
Himmelmann et al. (2010)	瑞典	1999—2002	4~8	2.18(CI n.r.)	残疾登记	85 737
Dolk et al. (2010)	英国和北爱尔兰	1984—1997	5	2.2(CI n.r.)	残疾登记	1 657 569
Colver et al. (2000)	英国	1989—1993	-	2.5(CI n.r.)	残疾登记	47 691
Boyle et al. (1996)	美国	1991	3~10	2.4(CI n.r.)	儿童残疾相关记录回顾	249 500[e]
Kavcic & Paret (1998)	斯洛文尼亚	1981—1990	5	3.0(2.8~3.2)	残疾登记	258 585
Pharoah et al. (1998)	英国	1984—1989	n.r.	2.1(CI n.r.)	残疾登记	789 411
Grether et al. (1992) Cummins et al. (1993)	美国	1986—1988	3	1.23(1.1~1.4)	监测登记	155 636
欧洲脑瘫监测组织 (2001)	欧洲[f]	1980—1988	4	2.1(2.0~2.1)	监测登记	2 954 326
MacGillivray & Campbell (1995)	英国	1969—1988	n.r.	2.1(CI n.r.)	残疾登记	236 920
Krageloh-Mann et al. (1994)	德国，瑞典	1975—1986	5	1.18[g](1.1~1.3)	卫生及教育记录调查	434 196
Stanley & Watson (1992)	澳大利亚	1983—1985	5	2.2(CI n.r.)	残疾登记	68 525

a 此表格中列举的研究请参见本章末尾的参考文献。b "年龄" 指确诊年龄。c 为了保证研究之间的一致性，患病率一律以每千名儿童中的患病人数（‰）表示。d 在该研究中审查者或调查的人数（分母）。e 1990 年在该地区 3~10 岁儿童的估计人数。f 本表格报道的结果是基于法国、德国、荷兰、爱尔兰、意大利、瑞典和英国等 13 个地区的数据。g 这个研究只纳入了双侧人型痉挛型脑瘫型儿童，这就解释了为什么患病率偏低。

CI（confidence interval）置信区间；n.r. 未报道。

遵循严谨的流行病学原则，Robertson 等人（2007）报道了加拿大艾伯塔省北部（Northern Alberta，Canada）30 年间的超早产儿脑瘫发生率数据。这个研究采用了清晰的脑瘫定义、可靠的分类方法及严谨的调查方法（前瞻性群体纵向研究，持续随访，并参考相关的出生率数据）。年龄在 3 岁及以上的患儿由一组固定的临床专家确认诊断。该研究调查了在 1973 年至 2003 年出生的超早产儿中与胎龄相关的脑瘫患病率的变化趋势。

由于有高质量的研究方法做保障，研究结果可以认定是有效的。此外，根据我们已知的脑瘫在这一高危人群中的情况，这个研究的结果也相当重要。研究人员发现：

·整体来说，在 2 岁时，1000 个活体早产儿中有 142 个患有脑瘫。

·胎龄 20 ~ 25 周早产儿的存活率，在 1973 年为 4%，在 1992—1994 年的 3 年期间上升到 31%（$p<0.001$）。

·胎龄 20 ~ 25 周的活体早产儿中，脑瘫的患病率，在 1973 年为 0，在 1992—1994 年期间上升到 110‰（$p<0.001$）。

·胎龄 20 ~ 25 周的活体早产儿中，脑瘫的患病率，在 2001—2003 年期间降低到 22‰（$p<0.001$）。

·胎龄 26 ~ 27 周早产儿的存活率，在 1973 年为 23%，在 1992—1994 年期间上升到 75% ~ 80%（$p<0.001$）。

·胎龄 26 ~ 27 周的活体早产儿中，脑瘫的患病率，由 15‰上升到 1992—1994 年的 155‰（$p<0.001$）。

·胎龄 26 ~ 27 周的活体早产儿中，脑瘫的患病率，在 2001—2003 年期间降低到 16‰（$p<0.001$）。

·所有 2001—2003 年期间出生的活体早产儿，脑瘫的患病率为 19‰。

这个研究的优点包括根据出生年份和胎龄将研究结果进行分类（"分层"），以及对比研究区间内的早产儿存活率和脑瘫患病率的趋势。这个研究得出的可信结论是"胎龄 20 ~ 27 周、出生体重 500 ~ 1249g 的早产儿，其脑瘫患病率在过去 10 年逐渐降低，死亡率保持稳定或呈降低趋势，该变化趋势发生在 1992—1994 年这个阶段之前"。

这个研究很清晰地显示出，我们对脑瘫分布的探讨，要紧密结合调查研究的时间和地区背景，同时亦应该考虑早产儿的趋势及相关的存活率的变化。

五、流行病学和临床医学提供互补信息

临床评估得到的信息和流行病学获得的数据之间是有本质上的差别的。两个渠道对于了解脑瘫都很重要，但是目的不同。本章的最后将讨论临床医学和流行病学看待脑瘫的不同之处，以及二者如何互补。

以人群为基础的数据和以个体为基础的临床信息之间的本质区别包括：（1）每种情况所获得信息的详细程度；（2）获得的信息如何使用。在个体脑瘫儿童的临床评估中，我们希望尽可能完整地获取被评估者的能力、目标及需求。这些信息是很重要的，因为它们可以指导我们对其家庭提供个体化的咨询服务，并提出针对该儿童及其家庭的服务计划。然而，这些信息只是针对该儿童及其家庭的特有情况，包括脑瘫的致病因素也是只针对该名儿童，不能泛化到整个脑瘫人群。例如，我们评估某个儿童，发现其患有脑发育不全及脑瘫，我们不能就此假定脑发育不全是脑瘫的"病因"。即使我们在其他一些个案中也发现了同样的情况，我们也只能假设二者之间**可能存在关联**，需要进一步通过严谨的**因果关系研究**来检验这个假设。

另外，流行病学的信息，让我们可以通过有代表性的样本或者通过感兴趣的整体人群来探索分布模式（包括危险因素和结果）。其最终目标并非去了解个体对象或者为其定制服务，而是泛化到整个脑瘫人群及其家庭。例如，发现在早产且低出生体重的人群中，脑瘫的风险大幅增加，从而提出对这一人群进行系统随访的必要性。同时也意味着，探索其神经病学过程及可能的"致病途径"是有必要的，比如早产儿中发育不成熟的大脑更易被其他因素影响和"侵害"，最后导致临床上我们称之为脑瘫的情况（Stanley et al. 2000）。

　　流行病学和临床医学提供了互补的信息，二者融合呈现的信息帮我们更好地计划、组织和提供服务。一个很有说服力的例子是北爱尔兰脑瘫登记系统（Northern Ireland Cerebral Palsy Register）（Parkes et al. 2005）。该系统包含了登记儿童残疾严重性的临床信息（例如，在能力和活动方面有不同类型受限的儿童的数量），这使得当地、地区和国家层面的服务策划者更有事实依据地组织和提供服务。另外，监测这类信息随着时间的变化趋势，能够让服务提供者早期发现服务需求的变化，然后提早做出服务计划，如向成年期的过渡。例如，服务提供者可以预先知道在未来 10 年内，有多少进入社区的年轻人将会需要生活上的协助、移动辅具的提供和就业的支持。

　　然而，流行病学研究所收集的临床数据的数量和质量总是存在一定局限性。这主要是由于这些数据要在流行病学研究设计的时候就进行预期决策。数据一定要以规范的方式收集，这就很难对个体的特别信息进行识别和记录。由于数据收集要保证前后一致性（方便做对比和监测其趋势），因此不宜改动数据收集的方法（例如，纳入额外的临床问题）。另外，流行病学研究的焦点（范围"广泛"，但是临床细节难以"深入"）限制了对个体儿童及其家庭所收集信息的数量和类型。

　　将流行病学和临床医学相结合的方法之一是确诊某个儿童患有脑瘫并排除其他疾病。临床医学角度主要关注个体及其家庭，重点在于解答任何年龄遇到的问题，包括决定做何种检查，以及尽可能地向父母提供咨询。流行病学角度主要关注人群，重点在于确保当我们提及脑瘫及其合并症状的时候，我们是真正地在讨论"脑瘫"而非其他情况。无论是基于临床医学还是流行病学的目的，对儿童的状态进行持续地再评估都可以让我们了解儿童的状态随着时间的推移有何变化，以及判断患儿的进展并发现新出现的问题（例如，癫痫）。有时候，当儿童的变化或者进步太大，我们可能会怀疑该儿童的脑瘫是否"治愈"了，或者他们是否真的有过脑瘫（不同于发育性的运动障碍，这种运动障碍是非特异性的，但可能是暂时的状态，或者只是单纯的发育变异）（见 Nelson &

Ellenberg 1982 ）。

　　一个将二者结合得很好的例子是欧洲脑瘫监测组织（Cans 2000; Surveillance of Cerebral Palsy Network ）（见第 4 章）所采用的方法。在欧洲，大量脑瘫登记处的儿童是在学龄前被 "发现" 的，并被作为疑似 "病例" 进入登记系统。然而，直到 4 岁以后，他们才正式被确认是否患有脑瘫。这个程序背后的理由是，尽管运动发育损伤几乎可以在任何年纪（小）被发现，但是早期确诊的 "脑瘫" 在很多时候都是比较含糊的。如上文所述，很多曾经被诊断为 "脑瘫" 的儿童最后 "摘掉" 了脑瘫的帽子。也有种情况，儿童陆续出现新的发育问题，从而发现了新的发育障碍。例如，神经退行性病变或者全面发育缓慢（"发育迟缓" 或 "学习障碍" [b]），这些情况在 4 岁的时候就不再与脑瘫 "相似" 了。欧洲脑瘫监测组织所采用的脑瘫确认方法，确保了被统计和描述为患有脑瘫的儿童确实患有脑瘫而不是其他疾病。如此一来，关于脑瘫的 "临床医学" 和 "流行病学" 方法才能达到统一，人们才能从所收集的数据中获得可信的结论。

　　本章为作者与尼娜·科莱梅宁（Niina Kolehmainen）合作完成。

参考文献

Andersen GL, Irgensb LM, Haagaasa I, Skranesc JS, Mebergd AE, Vike T (2008) Cerebral palsy in Norway: prevalence, subtypes and severity. *Eur J Paediatr Neurol* 12: 4–13.

Boyle CA, Decoufle P, Yeargin-Allsopp M (1994) Prevalence and health impact of developmental disabilities in US children. *Pediatrics* 93: 399–403.

Boyle CA, Yeargin-Allsopp M, Doernberg NS, Holmgreen P, Murphy CC, Schendel DE (1996) Prevalence of selected developmental disabilities in children 3–10 years of age: the Metropolitan Atlanta Developmental Disabilities Surveillance Program, 1991. *MMWR CDC Surveill Summs* 45: 1–14.

Bradley DM, Parsons EP, Clarke AJ (1993) Experience with screening newborns for Duchenne muscular dystrophy in Wales. *Br Med J* 306: 357–60.

Cans C (2000) Surveillance of cerebral palsy in Europe: a collaboration of cerebral palsy surveys and registers. *Dev Med Child Neurol* 42: 816–24.

Colver A, Gibson M, Hey E, Jarvis S, Mackie P, Richmond S (2000) Increasing rates of cerebral palsy across the severity spectrum in north-east England 1964–1993. *Arch Dis Child Fetal Neonatal Ed* 83: F1–12.

Cummins SK, Nelson KB, Grether JK, Velie EM (1993) Cerebral palsy in four northern California counties, births 1983 through 1985*. *J Pediatr* 123: 230–7.

---

b　DSM-Ⅳ：智力落后

Dolk H, Pattenden S, Bonellie S et al. (2010) Socio-economic inequalities in cerebral palsy prevalence in the United Kingdom: a register-based study. *Paediatr Perinat Epidemiol* 24: 149–55.

Eliasson A, Krumlinde-Sundholm L, Rösblad B et al. (2006) The Manual Ability Classification System (MACS) for children with cerebral palsy: scale development and evidence of validity and reliability. *Dev Med Child Neurol* 48: 549–59.

Grether JK, Cummins SK, Nelson KB (1992) The California Cerebral Palsy Project. *Paediatr Perinatal Epidemiol* 6: 339–51.

van Haastert IC, Groenendaal F, Uiterwaal CS et al. (2011) Decreasing incidence and severity of cerebral palsy in prematurely born children. *J Pediatr* 159: 86–91.

Himmelmann K, Hagberg G, Uvebrant P (2010) The changing panorama of cerebral palsy in Sweden. X. Prevalence and origin in the birth-year period 1999–2002. *Acta Paediatr* 99: 1337–43.

Hong T, Paneth N (2008) Maternal and infant thyroid disorders and cerebral palsy. *Semin Perinatol* 32: 438–45.

Kavcic A, Perat MV (1998) Prevalence of cerebral palsy in Slovenia: birth years 1981 to 1990. *Dev Med Child Neurol* 40: 459–63.

Kirby RS, Wingate MS, Van Naarden Braun K et al. (2011) Prevalence and functioning of children with cerebral palsy in four areas of the United States in 2006: a report from the Autism and Developmental Disabilities Monitoring Network. *Res Dev Disabil* 32: 462–9.

Krageloh-Mann I, Hagberg C, Meisner C et al. (1994) Bilateral spastic cerebral palsy – a comparative study between South-West Germany and Western Sweden. II: Epidemiology. *Dev Med Child Neurol* 36: 473–83.

Kuban KC, Allred EN, O'Shea M, Paneth N, Pagano M, Leviton A; ELGAN Study Cerebral Palsy-Algorithm Group (2008) An algorithm for identifying and classifying cerebral palsy in young children. *J Pediatr* 153: 466–72.

MacGillivray I, Campbell DM (1995) The changing pattern of cerebral palsy in Avon. *Paediatr Perinatal Epidemiol* 9: 146–55.

Mason A, Banerjee S, Eapen V, Zeitlin H, Robertson MM (1998) The prevalence of Tourette syndrome in a mainstream school population. *Dev Med Child Neurol* 40: 292–6.

Missiuna C, Smits C, Rosenbaum P, Woodside J, Law P (2001) *The prevalence of childhood disability: facts and issues*. A report prepared for the Ontario Ministry of Health and Long-term Care by *CanChild* Centre for Childhood Disability Research. Hamilton, ON: *CanChild* Centre, McMaster University.

Nelson KB, Ellenberg KH (1982) Children who 'outgrew' cerebral palsy. *Pediatrics* 69: 529–36.

Palisano R, Rosenbaum P, Walter S, Russell D, Wood E, Galuppi B (1997) Development and reliability of a system to classify gross motor function in children with cerebral palsy. *Dev Med Child Neurol* 39: 214–23.

Palisano RJ, Rosenbaum P, Bartlett D, Livingston MH (2008) Content validity of the expanded and revised Gross Motor Function Classification System. *Dev Med Child Neurol* 50: 744–50.

Parkes J, Dolk H, Hill N (2005) *Children and young people with cerebral palsy in Northern Ireland – birth years 1977–1997*. A comprehensive report from the Northern Ireland Cerebral Palsy Register. Belfast: Queen's University.

Pharoah PO, Cooke T, Johnson MA, King R, Mutch L (1998) Epidemiology of cerebral palsy in England and Scotland, 1984–9. *Arch Dis Child Fetal Neonatal Ed* 79: F21–5.

Platt MJ, Cans C, Johnson A et al. (2007) Trends in cerebral palsy among infants of very low birthweight (<1500 g) or born prematurely (<32 weeks) in 16 European centres: a database study. *Lancet* 369: 43–50.

Robertson CMT, Watt M-J, Yasui Y (2007) Changes in the prevalence of cerebral palsy for children born very prematurely within a population-based program over 30 years. *JAMA* 297: 2733–40.

Rosenbaum PL (2006) Variation and 'abnormality': recognizing the differences. Invited editorial. *J Pediatr* 149: 593–4.

Rosenbaum P, Paneth N, Leviton A, Goldstein M, Bax M (2007) Definition and classification document. In: Baxter P (ed.) *The Definition and Classification of Cerebral Palsy. Dev Med Child Neurol* 49 (Suppl 2): 8–14.

Stanley FJ, Watson L (1992) Trends in perinatal mortality and cerebral palsy in Western Australia, 1967 to 1985. *BMJ* 304: 1658–63.

Stanley FJ, Blair E, Alberman E (2000) *Cerebral Palsies: Epidemiology and Causal Pathways*. London: Mac Keith Press.

Sigurdardottir S, Thorkelsson T, Halldorsdottir M, Thorkelsson O, Vik T (2009) Trends in prevalence and characteristics of cerebral palsy among Icelandic children born 1990 to 2003. *Dev Med Child Neurol* 51: 356–63.

Surman G, Hemming K, Platt MJ et al. (2009a) Children with cerebral palsy: severity and trends over time. *Paediatr Perinat Epidemiol* 23: 513–21.

Surman G, Newdick H, King A, Davenport H, Kurinczuk JJ (2009b) *4Child Four Counties Database of Cerebral Palsy, Vision Loss and Hearing Loss in Children Annual Report*. Oxford: National Perinatal Epidemiology Unit, University of Oxford.

Surveillance of Cerebral Palsy Network. Surveillance of cerebral palsy in Europe. Available at: http://www-rheop.ujf-grenoble.fr/scpe2/site_scpe/index.php (accessed 12 January 2011).

World Health Organization (2007) *International Classification of Functioning, Disability and Health – Children and Youth Version. ICF-CY*, 1st edn. Geneva: World Health Organization.

Wu YW, Xing G, Fuentes-Afflick E, Danielson B, Smith LH, Gilbert WM (2011) Racial, ethnic, and socioeconomic disparities in the prevalence of cerebral palsy. *Pediatrics* 127: e674–e681.

第3章　病因学探讨

概述

　　本章一开始，我们简单讨论致病途径及建立因果关系会遇到的挑战（这个问题在第6章也会讨论）。本章重点是根据发生的时间顺序来介绍已知的脑瘫的致病因素，即从母体因素到宫内因素再到产后脑损伤的致病因素。

　　要想从某个领域所发表的大量的文献中提炼出人们所知道的信息，难免要根据作者的知识和兴趣进行取舍。由于脑瘫儿童的父母常问的问题之一就是"为什么会这样"，所以我们在本章中总结这些已知的相关信息是有必要的。

　　首先，我们需要介绍两个导入性要点。第一个是讨论致病途径的潜在复杂性。例如，某个患儿表现为双侧瘫，头部核磁共振成像显示存在神经元移行异常。我们知道这些影像学发现属于脑瘫的神经病理学基础，可能会在妊娠中期被检测到。但是这个病理学变化是如何发生的？其可能性包括遗传学异常的外在表现，某种产前个别事件（例如，胎儿创伤或胎儿感染），或者偶发的发育异常情况。

　　另一个例子是母体疾病导致了胎儿状态欠佳，早产、新生儿期需要重症护理，婴儿最终表现出脑的结构性损伤。找出病因学上的因果顺序，对于提出适当的干预措施来说是非常重要的基础，并有望最终达到预防脑瘫的目的。

　　因此，了解所谓的"因果层次"（levels of causation）是很重要的，并且认识到可能有诱发性因素、直接性因素、持续性因素和保护性因素，这些因素共同作用导致某个结果。在第 6 章中我们会介绍如何应用"批判性鉴赏"（critical appraisal）去评估病因学，在第 10 章中我们也会讨论因果关系的论题，因果关系与评价某种治疗是否以我们希望的方式"起效"有关。事实上，想要探寻某种原因是否会"导致"脑瘫，以及想要证明某种治疗是否能够"导致"某种结果，二者所面临的挑战是一样的。

建立因果关系从来都是相当困难的。一方面，事件之间的短期联系，即一个事件出现在另一个事件之前，可能让人认为前后事件之间存在关联，甚至是因果关联，但事实上，这些关系有可能根本不存在。在第 6 章我们会讨论这种情况可以用一个法律术语来概括，即"后此谬误"（post hoc ergo propter hoc），意思就是"一个事件发生在另一个事件之后，所以推测后面发生的事件是因为前面的事件而发生的错误的因果推理"。假设某个婴儿经历过围产期困难，需要入住特别护理中心，其后发现这个婴儿患有脑瘫。在这种情况下，人们倾向于认定是围产期困难"导致"了脑瘫。然而，正如本章将会讨论的，一定要进一步追问围产期困难本身是否是由其他更早存在的原因所导致的，才使该婴儿经历了围产期或者产后的问题。随着现代影像学技术的发展，我们能够确定神经发育"受损"的时间，这些前导问题（"原因"）正逐渐被发现。在这种情况下，我们所看到的围产期问题（也许是由生产过程伴随的生理性压力导致的）其实是附带现象，即作为其他原因的一个"标记产物"，这些围产期问题事实上只是中间结果。当然，也有一种可能是，围产期问题加剧了诱发性因素的影响，但也可以通过保护性因素（例如，用头部冷却或药物干预等现代技术进行有效的产后护理）来减轻其危害，这些保护性因素可以减弱婴儿所面临的生理性压力。然而，这里的简要评论只是想表达，根据发生的先后顺序就做出因果关系的判断是过于草率的。

第二个导入性要点是，在我们的经验中，某些脑瘫儿童即使经过各种检查，其原因仍旧不明，这种情况并不少见。在这种情况下，我们不否认一定存在一个或多个病因；相反，我们的观点是，根据目前的知识，不是每种情况都能够探明病因的。第 6 章我们会讨论到，这个是比较难解释的情况，无论是对父母还是医生来说，病因不明都是不满意和不开心的事情。

很显然，对于多大比例的脑瘫人群可以有明确的病因，我们很难得出具体数据。根据临床经验估计，大概 80% 的脑瘫儿童能明确病因。但是，当我们尝试了解明确的发病机制时，这个比例就降到不足 20%。

当探讨病因学的时候，将其按照几个时间段来分类探讨是很实用的，包括怀孕前、妊娠期（这个时期又可以分为孕早期和孕晚期）、围产期（这个时期包括分娩期和产后期）。

第 1 章里，我们指出可以将脑瘫视为一种发育性神经残疾模型。当考虑病因学的时候，仍旧可以将脑瘫看成一种模型。因此，评估其他发育性残疾也会采用类似的思路，如癫痫、认知障碍、自闭症谱系障碍等。

脑部核磁共振成像技术的发展和临床应用是一个关键里程碑，这个技术使发现脑瘫临床表现与脑部结构异常之间的关联成为可能。在脑成像技术出现之前，是通过临床观察脑瘫儿童群体，再将观察结果与他们此前经历的状况关联起来，从而做出推测。Ellenberg 和 Nelson（1988）总结了 20 年前的知识，他们认为脑瘫通常与妊娠期和围产期的一系列不良事件相关，而非由单一事件引起。由于有了脑成像技术，我们知道了更多脑部损伤模式的信息，Bax 等人（2006）很好地总结了这些信息。

基于此背景，人们发现了在上述不同时期内的相关事件。

一、怀孕前的事件

（一）已知的基因原因

在符合脑瘫诊断标准的儿童中，那些已知的基因"原因"非常少。相反，很多临床表现为对称性痉挛的基因异常疾病最终都表现出进展性，例如，遗传性痉挛性截瘫或伴有 / 不伴有手足徐动的肌张力障碍，如莱施－奈恩综合征

（Lesch–Nyhan syndrome）或戊二酸尿症Ⅰ型。虽然如此，但在很多关于双侧痉挛型脑瘫的孩子的个案报告中，他们的两个或两个以上的兄弟姐妹都不是脑瘫。早在1992年就有人总结了相关主题的文献（Hughes & Newton 1992）。McHale等（1999）更进一步地发现了2q24–25染色体上的基因与对称性痉挛型脑瘫相关。

这里带给我们的临床信息是，在临床上需要对于所有脑瘫儿童的病因进行鉴别性的确认，因为如果某个潜在病因没有被正式确认，就很容易导致盲目的临床遗传意见咨询。目前还没有已发表的数据显示多大比例的脑瘫儿童会转诊到遗传咨询，因为这主要是由当地的操作习惯和能提供的服务决定的。

（二）易感性和预测性的围产期因素

很多间接作用的或者通过特别方式作用的因素也被认为是高危因素。这些因素包括：不良的社会经济状态，如学习障碍的高危因素（DSM-Ⅳ：智力落后）（Shevell et al. 2000）；吸烟和饮酒；孕期健康问题，如糖尿病、母亲既往怀孕期间获得的Rh（rhesus）同种免疫，还有血栓形成性疾病，如母体抗磷脂综合征（其基因学基础正逐渐被认识）。虽然这些都不是脑瘫的直接原因，但是每个都可能是引起脑瘫的原因链的一部分，需要在个体病例中全面评估。

二、孕早期因素

令人惊讶的是在临床新生儿科和儿科学的实践中，脑瘫特异性的孕早期成因很少见。目前尚缺乏发表的对此量化的数据，但在我们的临床印象中，孕早期的病因在脑瘫儿童病因中所占比例不超过5%。这些原因包括受精后伴随早期细胞分裂的染色体异常，然而这些原因更多地会导致全面发育迟缓，而非脑瘫；也包括妊娠期感染，其中最令人熟知的是风疹病毒和巨细胞病毒。这些情况导致的问题中除了运动功能损伤外大多是一系列的神经发育障碍。

其他引起脑瘫的"原因"包括早期的脑部畸形，正如此前所强调的，这个问题不可避免地会引起人们的思考，即又是什么导致了这些畸形的产生。畸形的范围包括严重无脑畸形；神经元增殖异常，如半侧巨脑畸形；神经元迁移异常，包括无脑回畸形和异位；神经元组织异常，包括脑裂和多小脑回。这里要特别说明，这组结构异常发生于孕中期，为陈述方便，放在此处来介绍。

有一点需要留意，无论是在妊娠期还是儿童早期，某些严重的脑部畸形都是致命的，然而会导致脑瘫的脑部畸形并不会对子宫内胎儿的存活率有太多不良影响。大多数受脑部畸形影响的儿童都能足月出生。只有当发育迟缓或者脑瘫的临床表现很明显时，做检查之后才能发现畸形的存在。在临床实践中，脑部畸形一般在 1 岁以内被发现，发现的时机主要依赖于功能损伤的严重程度，功能损伤的程度决定患儿的病情何时能受到重视，接受检查的门槛也相应地偏低。

如果畸形产生的临床异常是脑瘫的临床表现，那么这些脑部畸形可以在产后通过脑磁共振成像来确诊。脑部畸形导致的脑瘫的临床表现通常为双侧性瘫痪，但这并不是绝对的，而且很多情况下还会伴随全面发育迟缓和癫痫的症状。

撇开这些可识别的病因，令家长和临床工作人员都感到失望的是，包括脑磁共振成像在内的全面检查结果往往是正常的，或者是没有帮助的非特异性的。因此，尤其是在妊娠期的前半阶段，目前尚缺乏已识别和可识别的脑损伤的原因。因此在临床实践中，通常假设患儿的问题可能是出现于微观的细胞或神经递质水平。尽管这种推测可能是正确的，但是在理性上难以令人满意，而且更重要的是，对家长来说，这个推测不能提供有帮助或有用的信息，譬如解答不了如果再生一个孩子是否会有脑瘫风险的这个疑问。

三、孕晚期因素

毫无意外地，胎儿发育得越成熟，人们对于妊娠期后半阶段发生的脑瘫的成因及其关联知道得就越多。如前所述，这些原因可能包括神经元增殖异常，值得一提的是，虽然这些大部分属于发育性的脑部异常，但也有一部分是获得性的。例如，它们被认为是胎儿脑血管疾病或脑损伤的结果（如母亲交通意外后导致胎儿脑部受损伤）（Hayes et al，2007）。

脑瘫的表现与潜在的脑部畸形之间没有明确的关联，但是可以大致认为，脑部畸形越是弥散和广泛，受累儿童的脑瘫临床表现和其他发育异常表现就越严重。

（一）脑室周围白质软化

孕 24 周左右胎儿就已经达到了可以存活的水平，孕 24～34 周发生的脑部损伤，通常与早产相关。

早产不会导致脑损伤，却是脑损伤的危险因素。这个危险因素是否会发展为脑损伤，依赖于早产的成因、个体化的围产期因素、胎儿对子宫外生活的适应性及新生儿护理的水平。孕 26～34 周，脑部易受损部位尤其多见于大脑半球白质，靠近侧脑室的部位，出生后早期也易发生脑室周围原生质层出血进入侧脑室。

就大脑半球白质而言，它损伤过程的结果通常被描述为脑室周围白质软化（periventricular leukomalacia，PVL）。然而，这里有必要明确指出，这个词只是一个描述白质软化（周围白质软化）的位置（在脑室周围）的非特异性的术语，并不暗示特定的病因或特定的病理。

然而已知的是，脑室周围的白质在这个胎儿大脑的脆弱区域，其结构和功能可能受到各种致病病理的不利影响，包括缺氧或者其他循环障碍导致的局部缺血，可以发生在早产前、早产时或者早产后。另一个公认的主要危险因素是母体绒毛膜羊膜炎，一般发生于胎膜早破后，易导致母体感染概率上升。这些情况下，母体的细胞因子（调动化学成分以对抗感染）对少突神经胶质细胞（负责生成白质的细胞）有不良影响。

出生后，新生儿过度通气导致的低碳酸血症也是脑室周围白质损伤的原因之一。其他的原因和相互关系在 Volpe（2001）的综述里有详细描述。

无论导致 PVL 的情况何时发生，脑损伤的变化一般都是在出生后才被观察到，可以通过一系列的影像学检查来追踪，例如，超声、计算机断层扫描（computed tomography，CT）或者脑部磁共振平扫。PVL 的影像学发现和脑瘫之间有密切联系，但是联系并不是固定的。这种情况下产生的脑瘫特征过去被描述为双瘫（diplegia），然而这个词很有争议，我们将在第 4 章讨论。

这类脑瘫的临床特征是运动发育迟缓，伴随有痉挛性肌张力增高，主要影响下肢。然而，被归类为双瘫的儿童的损伤范围差异性很大（见 Gorter et al. 2004），这导致了有人建议弃用双瘫这一名称，这一点我们将在第 4 章讨论。双瘫型脑瘫的众多表现也将在第 4 章详细介绍。

一般来说，双瘫型脑瘫所表现出来的运动障碍及合并的其他功能损伤的严重性，与其脑部损伤的程度是相互对应的。

（二）脑室内出血

早产婴儿可能会发生侧脑室持续性脑室周围原生质层出血，早产胎龄越小，出血发生概率越大。他们发生脑室周围静脉梗死的风险也很高。像脑积水导致颅内压增高［术语为出血后脑积水（posthaemorrhagic hydrocephalus）］，和出血性梗死累及脑实质一样，都可能导致脑损伤。这些情况之下，临床表现可以包括运动发育迟缓，伴随低肌张力或者严重的脑瘫。脑室内出血也可以和 PVL 同时发生，在这种情况下，可能会出现对功能方面影响更加严重的运动障碍。

四、足月儿围产期因素导致的脑瘫

（一）缺血缺氧性脑病

认为所有类型的脑瘫都是由出生时脑损伤引起的时代已经过去了。在专业领域里，观念的转变受一系列因素的影响，包括批判性探索、对病理学机制的不断了解、从动物学实验获得的信息及为新见解的辩护。在脑瘫成因的不同时段的研究中，先进的、广泛应用的脑磁共振成像技术对了解脑部发育的实质、时机及脑损伤过程都尤为重要。

目前似乎已经达成了共识，即在围产期有两种主要的、相互不关联但也不完全独立的导致脑损伤的模式。首先，最后的共同途径是影响大脑半球的灌注失败，也被称为"缺血缺氧性脑病"（hypoxic-ischaemic brain injury），对其描述一般会加上"持续的部分缺氧"的字眼。

已经确定的是，无论是在妊娠期的最后几天或者几周，还是待产和分娩的过程中，有效的脑循环都可能受到影响。由于母体健康问题，如先兆子痫或者其他原因，胎儿可能更易受损伤，使得胎儿宫内发育不良。

有时生物物理参数可以辅助诊断，这种情况下，应该加快分娩过程。有效的胎儿脑循环也可能在待产期受到影响，表现为胎心宫缩监护的变化。

经验法则认为胎儿能够在待产过程中耐受至少 1 小时的持续部分缺氧，之后才出现灌注不足导致的脑损伤。然而，这个说法的科学基础尚不明确，尽管很多人引用 Myers（1975）和 Pasternak（2003）的文献进行说明。

脑灌注不足的时候，脑损伤的模式一般被描述为"分水岭"大脑半球梗死。这是指梗死发生在主要大脑动脉分布的区域，在大脑中动脉和大脑前动脉与大脑中动脉和大脑后动脉之间的区域，这种模式在脑磁共振成像上可以被证明。

如果儿童在分娩过程中，出现这种方式的持续脑损伤，那么在出生的时候通常就会被预计出现一定程度的酸中毒和呼吸-心脏抑制，之后会发展成为伴随抽搐的新生儿脑病。然而，呼吸-心脏抑制及脑病的严重程度在个体之间差异很大。受累的儿童会表现为神经系统功能的广泛损伤，通常会有双侧痉挛型脑瘫并伴有全面发育迟缓，通常也会伴有小头畸形、脑性视觉损伤及癫痫。第 1 章的临床病例安安就属于这种情况。

另一个发生在足月儿的缺血缺氧性致病途径是脑损伤发生在短期急性的严重缺氧之后。这种情况下，脑损伤发生在成熟脑的代谢活跃区域，典型的是发生于丘脑、豆状核、苍白球的深层灰质。大脑半球的中央前回和中央后回及其下的白质，以及颞叶的海马回也是易受损部位。

足月儿急性胎儿窘迫的原因包括胎盘早剥和分娩时的一些情况，例如脐带脱垂、脐带压迫、子宫破裂和肩位难产。研究证据表明，健康足月胎儿只能耐受大概 10 分钟的急性显著性缺氧，之后就会发生脑损伤，不过，急性缺氧比持续部分缺氧的状况好很多（Rennie & Rosenbloom 2011）。

10 分钟后，脑损伤开始并迅速加重，所以如果急性严重缺氧的时间超过

25～30分钟，胎儿就可能会死亡或者严重受损。以这种方式受损的婴儿出生时通常表现为严重的呼吸-心脏抑制，通常伴有严重的酸中毒，之后会发展为新生儿脑病并伴有抽搐，有些病例中此类表现可能比较微妙（Rosenbloom 1994）。受累儿童其后会表现出由锥体外系运动神经元障碍引起的运动障碍型或者肌张力障碍型的双瘫型脑瘫特征，同时会伴有由于运动皮质受累引起的下肢痉挛。相对于运动功能的受损程度，认知能力受损程度一般较轻。这种情况下脑成像的特征为基底节及大脑半球中央前回和中央后回的信号变化。

（二）围产期脑卒中

脑瘫的病因中，有一种通常发生于足月儿的神经病理情况，被称为围产期脑卒中，Lynch等人（2002）就这个专题做过很好的综述。

脑部主要血管栓塞多见于左侧大脑中动脉，一般由于远端（对于出生前的脑卒中，一般指胎盘）血栓脱落或者局部的血栓形成而发生。通常认为，栓塞易发生于有潜在的血栓形成倾向的胎儿或者新生儿。

如果栓塞发生于生产前，临床上通常是无症状的，婴儿在新生儿期通常表现为健康。在出生后第一年，偏瘫的临床特征开始显露，如第1章内所述的临床病例贝贝。围产期脑卒中也可以发生在新生儿期。这种情况下，有时候栓子或者血栓的来源能够被识别。新生儿有可能患有新生儿脑病（例如，显示出急性神经窘迫的症状和体征），然而伴随的抽搐的程度可能会比较轻微。

对发生在分娩期的围产期脑卒中是否由分娩期的不利因素引起的，仍存有争议。这种情况发生的详细机制尚不明确，有人认为胎盘胎儿侧生成的栓子可能会随着子宫收缩而脱落。

围产期脑卒中的临床表现通常是偏瘫，即单侧型脑瘫，这将在第4章详细介绍，认知损伤、癫痫和行为问题的风险也会增加。要想明确局灶性脑梗死的存在及其程度，需要利用脑成像技术。

（三）其他围产期因素

其他围产期因素包括新生儿高胆红素血症导致的核黄疸。临床症状多表现为锥体外系症状及听力损伤，通常伴有认知损伤和癫痫。脑磁共振成像显示为苍白球部位的异常信号。

有抽搐发作的症状性新生儿低血糖症，也是导致以脑瘫为表象的脑损伤的潜在原因。但是，临床上认知、视力损伤和癫痫的表现更为显著。其他原因包括产伤和新生儿感染，这类患者的病史都很明显。

五、产后因素

上文提及，关于产后脑损伤引起"脑瘫"的时间期限，难以获得共识，有很多临床工作者认为 2 岁是一个很好的界限。前文已经说明（见第 1 章），很多临床工作者、服务提供者及患儿家人关心的脑瘫相关问题也同样见于其他儿童期后期获得性脑损伤的儿童，二者有相同的解决问题的途径。

目前有若干研究对产后因素导致的脑瘫进行了系统的分析，其中一个研究是 Pharoah 等人（1989）做的。细菌感染（尤其是脑膜炎），其他炎症性疾病，意外及非意外的创伤是最常见的几种原因。随着现代先进诊断技术的出现，发现脑瘫的产后原因或者其因果链并不困难。也需要谨记，在世界上很多地方，脑型疟疾和其他传染性疾病也是导致产后获得性脑瘫的常见原因（Levin 2006）。

为了鉴别脑瘫是由类似雷特综合征的退化性疾病还是由非进行性脑损伤引起的，我们有必要进行某些鉴别诊断，这部分在第 2 章脑瘫流行病学中已经阐述过。

总结来说，如本章开头部分所述，将脑瘫的原因按照不同时间段来分类，脑瘫儿童在各个时间段的比例分布是很难确切估计的。无论是出于对历史观念的沿袭还是由于临床上疏于进一步探究，多数认为生产时的不良事件是脑瘫最常见原因，在这个背景下出现了一种减弱围产期不良事件与脑瘫之间联系的倾向。这个观点最好的例证来自 MacLennan（1999），他认为想将二者关联起来需要达到严格的标准。de Vries 和 Cowan（2009）提出了更能平衡各方观点的看法。

　　我们的观点是，参考有价值的循证依据，统一标准以后，将脑瘫致病原因按照时间段来划分的话，不到 10% 的脑瘫是由孕早期因素导致的，大约 10% 是由妊娠期前半阶段因素导致的，大约 20% 是由妊娠期后半阶段因素导致的（包括早产后遗症），大约 20% 是由围产期异常导致的，不到 10% 是由新生儿期因素导致的。余下（多于 30%）的原因至今不明。需要强调的是，这是作者基于在此领域的经验的个人观点。因为缺乏相关的有说服力的数据，所以，目前尚不能采用回顾性研究方法来确认或者推翻这个观点。

参考文献

Bax M, Tydeman C, Flodmark O (2006) Clinical and MRI correlates of cerebral palsy: the European Cerebral Palsy Study. *JAMA* 296: 1602–8.

Gorter JW, Rosenbaum PL, Hanna SE et al. (2004) Limb distribution, type of motor disorder and functional classification of cerebral palsy: how do they relate? *Dev Med Child Neurol* 46: 461–7.

Ellenberg JH, Nelson KB (1988) Cluster of perinatal events identifying infants at high risk for death and disability. *J Pediatr* 113: 546–52.

Hayes B, Ryan S, Stephenson JB, King MD (2007) Cerebral palsy after maternal trauma in pregnancy. *Dev Med Child Neurol* 49: 700–6.

Hughes I, Newton R (1992) Genetic aspects of cerebral palsy. *Dev Med Child Neurol* 34: 80–6.

Levin K (2006) 'I am what I am because of who we all are': international perspectives on rehabilitation: South Africa. *Pediatr Rehabil* 9: 285–92.

Lynch JK, Hirtz DG, DeVeber G, Nelson KB (2002) Report of the National Institute of Neurological Disorders and Stroke Workshop on Perinatal and Childhood Stroke. *Pediatrics* 109: 116–23.

McHale DP, Mitchell S, Bundey S et al. (1999) A gene for autosomal recessive symmetrical spastic cerebral palsy maps to chromosome Zq 24–25. *Am J Hum Genet* 64: 526–32.

MacLennan A (1999) A template for defining a causal relation between acute intrapartum events and cerebral palsy: international consensus statement. *BMJ* 319: 1054–9.

Myers RE (1975) Two patterns of brain damage and their conditions of occurrence. *Am J Obstet Gynecol* 112: 246.

Pasternak JF (2003) Hypoxic ischemic brain damage in the term infant. *Pediatr Clin North Am* 40: 1061–72.

Pharoah PO, Cooke T, Rosenbloom L (1989) Acquired cerebral palsy. *Arch Dis Child* 64: 1013–16.

Rennie J, Rosenbloom L (2011) 'How long do we have to get the baby out?' A review of the effects of acute and profound intrapartum hypoxia and ischaemia. *The Obstetrician and Gynaecologist* 13: 169–74.

Rosenbloom L (1994) Dyskinetic cerebral palsy and birth asphyxia. *Dev Med Child Neurol* 36: 285–9.

Shevell ML, Majnemer A, Rosenbaum P, Abrahamowicz M (2000) Etiologic yield of single domain developmental delay: a prospective study. *J Pediatr* 137: 633–7.

Volpe JJ (2001) Neurobiology of periventricular leukomalacia in the premature infant. *Pediatr Res* 50: 553–62.

de Vries LS, Cowan FM (2009) Evolving understanding of hypoxic-ischaemic encephalopathy in the term infant. *Semin Pediatr Neurol* 16: 216–25.

第4章 脑瘫如何分类，为什么需要分类，其潜在误区是什么？

概述

在本章中，我们对脑瘫的分类提出了几个建议。特别是我们应该从传统的分类方法中走出来，例如，经典的依据脑瘫的身体分布分为偏瘫、双瘫和四肢瘫；依据运动损伤分为痉挛型、肌张力障碍型和共济失调型；依据功能限制的程度分为轻度、中度和重度。我们主张，始终如一地使用有效的、专为脑瘫人群设计的分类系统。

这些理念对于某些临床工作者来说可能并不具有吸引力。我们认为，传统的专业词汇可以作为一种简略的让人容易记忆的表达方法。为了清晰地表达及更好地沟通，我们希望人们可以将这些简略表达方式与我们推荐的分类方法联合应用。毫无疑问，大家一致地使用标准的、有意义的语言和词汇可以增进专业人士之间的交流，同时，可以帮助家长及其他家庭成员理解我们使用的词语和词汇的意思。

一、脑瘫分类简介

传统的脑瘫分类主要解决了脑瘫的几个临床特征，因此产生了很多被广泛应用的术语。如下文所述，在表面上看，每一种基于临床特征的分类方法，对于区分脑瘫个体来说，在临床上都是可以理解的，也是实用的。然而，虽然在概念上说得通，但是在实践中却具有一定挑战性。在处理这个问题之前，需要先澄清一些分类用语，这样才能帮助人们在一系列术语之间理清思路，这些术语通常表达同样的事情，但说法却不同，也并不如我们所认为的那么准确。

在医学领域，人们传统上喜欢使用一些由拉丁语和希腊语演化出的字根组合成的单词来描述某件事情。对于脑瘫，我们也会使用一些可以互通的词，例如，讲到四肢受累的时候用"四肢麻痹"（quadriplegia，拉丁语）或者"四肢瘫痪"（tetraplegia，希腊语）。我们说"瘫痪"（palsy），在维基百科里指"身体部位的麻痹，通常伴有感觉的丧失和不可控制的身体运动，例如抖动"（http://en.wikipedia.org/wiki/Somatosensory_system），我们也用"瘫"（plegia）这个从希腊文演化的词缀，其实二者说的几乎是相同的事情。

作为用词不严谨的一个例证，脑瘫的"瘫"（palsy）字通常并不包含感觉丧失的意思，并且只有某一类的脑瘫会伴有"不可控制的身体运动，例如抖动"。因此，难怪无论是父母还是服务提供者，都会对这些描述脑瘫儿童的词汇感到困惑。这些困惑会让父母产生焦虑，因为他们会听到别人用不同的词汇描述同样的状况，我们也可能会有这样一种感觉，虽然我们表现得很严谨和专业，但是所使用的词汇却缺乏严谨性。

当我们讨论分类的时候，有一个需要重视的问题是，分类过程实际上是一种评估的过程。因此需要考察分类系统是否像评估系统一样"起作用"。我们说一个分类系统是否是"可靠的"系统，意思是说，不同的评估者在应用这个分类系统评估同一个对象时，是否能够得出相同的结果，以及在被评估对象状况不变的情况下，同一个评估者在不同时间评估同一个对象是否可以得到相同的结果。同样重要的是，我们需要知道这个分类系统是否是"有效的"，也就是说，无论是对评估者还是对被评估对象，这个系统是否是有意义的。

有关脑瘫分类需要重视的另外一个问题是：在分类时，我们假设了当前对象的临床症状是不会发生变化的。如第 1 章所述，脑瘫是一个渐进性的异常，婴儿期脑瘫表现出来的临床症状和年龄大的脑瘫儿童的临床症状可能截然不同。因此，我们在进行以流行病学为目的的脑瘫分类之前，设定一个可以进行分类的最小年龄限制是合理的。如第 1 章讨论过的，这个想法和欧洲脑瘫监测组织（SCPE）采用的理念一致，根据 SCPE 的指引，脑瘫的诊断要到 4 岁才能下定论。由 SCPE 制订的图 4.1，显示了决定某个儿童是否符合"脑瘫"诊断的临床决策路径。这个做法的缺点是，严重脑瘫儿童出生后两年内有一定的死亡率，虽然这个数字很小，但是不容忽视，因此在人口和其他流行病学研究中，这部分人群也应该被考虑在内。

在讨论脑瘫分类的时候，还有非常重要的一点是需要留意那些各种各样的脑瘫流行病学研究采用的不同的分类方法。有时这些分类方法是由研究者决定的，这些研究者可能只是从临床病历记录中提炼数据。据我们所知，除了 SCPE，其他流行病学研究都缺乏对其研究人群的再评估，以确定其分类是否适当。不同的分类系统使得不同流行病学研究之间的对比变得很困难。

最后一个简介要点是针对脑瘫儿童进行诊断、分级和分类应该基于详细、适当的评估，包括神经学检查。另外，有些人（Russman & Ashwal 2004）认为最好尽可能地纳入来自脑磁共振成像的补充神经学信息。

然而，由于脑磁共振成像远没有普及，当我们说到个体脑瘫儿童的时候，影像研究所获得的数据应该作为补充信息，也就是说，影像学应该作为临床信息的补充，而不是作为特定的分级或分类手段。然而，在 Bax 等人（2006）做的欧洲的研究中，将临床"症状"与影像学关联起来，我们可能需要认识到并接受影像学在脑瘫分类过程中的合理应用。这个例子显示出，结合"临床影像学"的发现可以推动脑瘫领域的发展，影像学通过对潜在的脑部结构"损伤"进行识别和分类，可以将临床观察到的症状和潜在的脑部异常结构联系起来，从而加深我们对脑瘫的整体理解（如第 3 章所讨论的）。

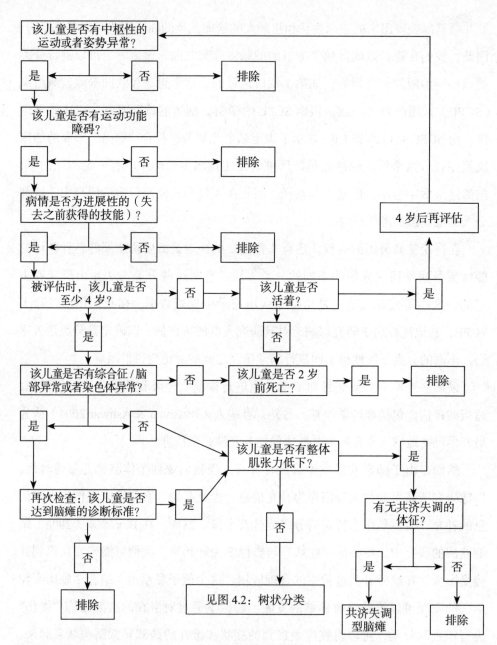

图 4.1 SCPE 登记系统纳入 / 排除脑瘫病例决策树。在 Cans 等人（2000）的授权下发表。

二、受累肢体分布

脑瘫分类考虑的首要问题是身体的哪个部位受累及其受累程度。有
人称其为脑瘫"地形图"。我们说到"偏瘫"（hemiplegia）或者"轻偏瘫"
（hemiparesis），意思是身体的"一半"（一侧）受累，而另外"一半"没有受
累。临床上，这种情况同成人脑卒中后的表现很像，可能实际上相当于胎儿或
者幼儿脑卒中。当然，正如我们在第 2 章讨论过的，认识到脑卒中的发生时间
是很关键的，因为这关系到脑卒中患者是在获得技能的阶段（像婴儿在发育
期所做的），还是在恢复之前的阶段（像成人通过"康复"恢复至病前的功能
水平）。

另外一个有关"偏瘫"命名的问题是，身体"非偏瘫"（non-hemi）侧是有
健全的能力（人们通常称之为"正常"），还是只是损伤症状较偏瘫侧没那么明
显（Steenbergen & Meulenbroek 2006）。这个问题之所以重要，主要有两方面
原因。

显然地，当一个生物学上的"损害"导致脑损伤，引起偏侧症状，这个损
害很有可能也导致了脑部其他位置的损伤，可能导致身体看似"正常"的一侧
也有功能受损。作为一个服务提供者，我们很容易就关注到明显的损伤，从而
忽略了其他地方细微的功能上的问题。这个现象的结果就是，我们可能将非偏
瘫侧（通常被称为"健"侧）所看到的功能障碍归咎于行为问题，例如，由于
脑瘫儿童有残疾或者因为脑瘫导致心理抑郁，所以他们有如此表现。所以作为
服务提供者，我们应该细心、系统、细致地评估患者各方面功能上的能力和困
难。我们一定不能只关注明显受累的部分，从而忽略了对整个人的仔细评估。

另外一个描述受累肢体部位的词是"双瘫"（diplegia），它用于描述患者的
下肢"受累"程度较上肢严重。这个词在用于实践之前，看似指向很明显，但
是直到实际操作中，它的不足才显现出来。这个词的主要争议在于它所指的情
况和临床实际不相符。

在很多临床工作者看来，双瘫常见于超早产的儿童，他们在新生儿期可能有或者没有异常，他们的脑瘫表现以下肢痉挛为主，伴随的上肢功能和认知功能相对较好。对于脑瘫个体，应该详细描述他们的临床表现和功能状态。当使用这个词的时候，通常预示着其神经病理学和神经影像学基础与脑室周围白质软化（PVL）相关。

然而，使用"双瘫"一词的困难是显而易见的。在临床层面，人们意识到这一类型的脑瘫可见于足月儿，也意识到缺乏硬性的和快速的标准来界定上肢功能究竟保留了多少。另外，影像学检查结果显示，一些"双瘫"型脑瘫儿童并没有PVL。

在一些极端的很明显的个案中，患者显示出站立和步态的明显障碍，但是上肢功能却很好，这时"双瘫"是很容易界定的。然而，由于缺乏有效的方法来描述和比较上、下肢功能的差异，我们如何区分"较好的"上肢功能和"较差的"下肢功能？换言之，"双瘫"和"四肢瘫"之间的边界在哪里？这些关键的问题，目前都是缺乏明确答案的。

Colver 和 Sethumadhavan（2003）强调了这些问题，并且反对要继续保留"双瘫"这个词，因为临床工作者之间对其构成的内容很难达成一致意见。相反，另一些临床工作者则建议继续保留这个词，理由是这个词在脑瘫相关文献中的历史地位及"典型"的双瘫病例还是很容易识别的。

我们接受临床工作者继续使用"双瘫"一词，然而，我们希望这个词像"双侧脑瘫"（bilateral CP）一样，附有完整的描述，后者通常是（但不总是）痉挛型。我们同时希望，对肢体的分布、粗大运动功能分级系统（Gross Motor Function Classification System，GMFCS）和手功能分级系统（Manual Ability Classification System，MACS）的结果有更详尽的表述，如果有的话，最好附上脑部影像学的异常结果。

说到四肢受累，Eugene Bleck 医生（1987）更准确地称其为"全身受累"，专业人士通常下意识地将受累部位与"严重程度"结合起来。对于四肢瘫的患者来说，如果他们的整体功能严重受限，那么他们的情况是很容易被定性的。然而，如果有些双瘫患者，其上肢功能有"一定"损伤，那么双瘫的整体功能损伤要达到多"严重"才能称为"四肢瘫"呢？这个问题也是没有明确答案的。

　　SCPE 尝试将这个问题简化（Cans 2000）。他们制订了一个很有用的树状分类，帮助人们将患儿"定位"到某个亚类，这些亚类整合了功能和运动障碍的分类，并且亚类之间互不相容（图 4.2）。至于本章之前讨论的不同肢体分布，这个树状分类里只是简单包括了偏瘫（unilateral CP）和双瘫（bilateral CP）。当然，正如我们在本章所讨论的，在临床角度，仍需要明确的就是，要想定性为偏瘫，只能是身体的一侧受累。

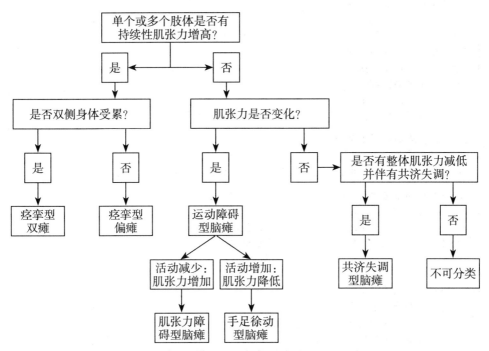

图 4.2　脑瘫亚型树状分类。在 Cans 等人（2000）授权下发表。

三、运动功能受损类型

确认完脑瘫的受累肢体分布情况后，下一个常用于脑瘫分类的指标是运动功能损伤的特点。常用词汇包括"痉挛型"、"手足徐动型"（或者"舞蹈型"）、"肌张力障碍型"、"低肌张力型"、"共济失调型"，当然还有"混合型"。同样，我们仍然比较青睐 SCPE 的方法，在这个方案里，他们制订了一个既简便又适用于临床的分类系统，以及相关词汇的定义（见表 4.1），这个系统很清晰地列出了对功能的描述，这些在第 9 章会详细讨论。我们也留意到 Sanger 等人（2003，2010）所做的出色工作，他们描述了儿童期不同种类的运动障碍，当然也包括在脑瘫人群中所见到的运动困难。

表 4.1 欧洲脑瘫分类系统采用的定义。在 Cans 等人（2000）授权下发表。

*痉挛型脑瘫*至少符合以下两个特点：
　异常姿势和 / 或运动模式
　肌张力增加（不必持续增加）
　病理性反射（反射增强：反射亢进和 / 或锥体束征，如巴宾斯基征）
痉挛型脑瘫可以是单侧或者双侧的。
可以诊断为痉挛型双瘫：
　身体两侧的肢体都受累
可以诊断为痉挛型偏瘫：
　身体一侧的肢体受累

*共济失调型脑瘫*有以下两个特点：
　异常的姿势和 / 或运动模式
　缺乏有序的肌肉协调性，以致运动模式表现为异常的力量、节奏和准确性

*运动障碍型脑瘫*主要有以下两个特点：
　异常的姿势和 / 或运动模式
　不随意的、不可控制的、反复的，有时是刻板的运动
运动障碍型脑瘫又分为肌张力障碍型和手足徐动型。
　肌张力障碍型脑瘫主要有以下两个特点：
　　运动减少（活动减少，如运动僵硬）
　　肌张力过高（肌张力通常增加）
　手足徐动型脑瘫主要有以下两个特点：
　　运动过度（活动增加，如爆发式运动）
　　肌张力低下（肌张力通常降低）

不难理解，痉挛型脑瘫儿童主要是皮质脊髓束（锥体束）的功能障碍，而运动障碍型脑瘫主要是锥体外系运动功能异常。

四、损伤程度

脑瘫的"严重程度"是如何描述的？一直以来，我们使用像"轻度""中度""重度"等词来对运动功能（和其他功能）进行分类。遗憾的是，这些词从来没有明确的定义，人们不知道它们的具体所指，也无证据表明不同的人可以有信度地（一致地）使用这些词，甚至我们自己在不同的时间评估相同的人都很难达到用词一致。此外，这些词重在对功能进行判断而非描述。这些词汇之间彼此相关："轻度"隐含的意思是"有更坏的情况"，"重度"隐含的意思是"没希望了"。这些词汇本身及其表达与功能完全无关。

在 20 世纪 90 年代，GMFCS 问世了，并且随着时间的推移被证实是有效、可靠、稳定的（Palisano et al. 1997，2006，2008；Wood & Rosenbaum 2000；McCormick et al. 2007）。GMFCS 包含五个"等级"，用以描述几个年龄段（以对应儿童的自然发育过程）的粗大运动功能。GMFCS 是一个简单的分类识别系统，利用这个系统，评估者将被评估者当前的能力水平与 GMFCS 描述的最接近的"情形"做对比，然后对其功能进行分级。功能能力可以被观察或者描述，GMFCS 不是一个测试或者评估工具，也不需要特别的工具或者特别技巧。GMFCS 已经被翻译成很多种语言，并在世界范围内广泛应用（Morris 2008）。从之前的只适用于 0 ~ 12 岁，到现在已经扩充到 12 ~ 18 岁（Palisano et al. 2008）。新的"补充修订版"GMFCS 可以在网上免费获取（http://www.canchild. ca/en/measures/gmfcs_expanded_revised.asp），本书附录一也有收录。

这里有一点要特别说明，在以上所述的三种脑瘫分类方法（受累部位、运动"类型"和 GMFCS）中，只有 GMFCS 是特别作为分类工具来开发和研究的，并且具有可靠的信度和效度证据。

依照 GMFCS 的理念，MACS 也被制订出来（Eliasson et al. 2006）。GMFCS 和 MACS（可于 www.macs.nu 获取，见附录二）都是用来对"常见功能"进行分类，并提供文字描述，父母和服务提供者都能够根据这些描述提供可靠的信息（Morris et al. 2006）。两个系统都可以作为功能性需求的指南，并且在向脑瘫儿童或者青年提供服务方面具有潜在的辅助作用。Heinen 及其同事（2009）认为，将来服务提供者可能会参考服务对象的年龄和 GMFCS 等级，根据这两个决定功能的要素来选择适当的治疗及相应的服务。

此外，参照 GMFCS 和 MACS，沟通功能分类系统（Communication Function Classification System，CFCS）也被制订出来（Hidecker et al. 2011）。吸取早前制订分类系统的经验（Rosenbaum et al. 2008），CFCS 综合了几个国家的家长、脑瘫患者及不同背景的服务提供者的意见。CFCS 可以在 http://cfcs.us 获取（见附录三）。

本章第一部分提及根据受累肢体分布及运动损伤类型进行分类的方法，这两种方法通常用于说明脑瘫患者的功能状态。至少就粗大运动功能而言，人们很容易想当然地认为偏瘫患者的功能会好于双瘫的患者，四肢瘫的患者功能最差，这种普遍观点具有一定的道理。然而，当在大样本、随机选择的脑瘫儿童和青年对象中，探索 GMFCS 等级和传统脑瘫描述之间的关系的时候（Gorter et al. 2004），很显然受累肢体分布及运动损伤类型的分类方法与 GMFCS 等级之间并不像想象中那样密切相关（图 4.3 和图 4.4）。

在该研究中，患有偏瘫的 98 个儿童和青年当中，大多数（n=86；88%）病例的 GMFCS 分级在 I 级（最高的功能分级），其他的分级在 II～IV 级。217 个双瘫儿童的 GMFCS 分级分散在 I～IV 级；263 个四肢瘫的病例 GMFCS 分级主要在 IV 级和 V 级，但是仍有不可忽视的一部分（23%），其功能分级在 I 级和 IV 级。在几个运动损伤类型之间脑瘫儿童的功能表现是均等变化的。

五、评估功能

如前文所述，脑瘫儿童个体的分类需要基于其临床评估。在这种情况下（第 12 章会详细介绍），其中一个被认可的脑瘫粗大运动功能评估工具是粗大运动功能测试量表（Gross Motor Function Measure，GMFM）（Russell et al. 2002）。

这个量表是一个为特定目的而设计的，有效、可靠、有描述性、对变化敏感（"可评价"）的评估方法，治疗师通过标准化的 GMFM 培训之后即可应用。这个工具无论是在临床评估还是科研方面，都被广泛应用，并已经被翻译成多种语言。

　　然而，GMFM 并非用于评估脑瘫患者运动控制的**质量**。最初设计用于评估运动控制质量的工具是粗大运动表现评估（Gross Motor Performance Measure，GMPM）（Boyce et al. 1991，1995）。GMPM 的应用并不广泛（Thomas et al. 2001；Buckon et al. 2004），它操作起来比较复杂，只包含几个 GMFM 中的亚项目，这些项目是对运动控制进行定性评估时所需的。

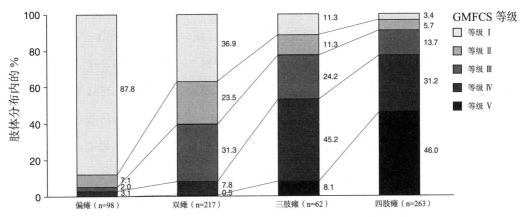

图 4.3　基于 GMFCS 的"肢体分布"；数据来源于安大略运动生长研究（Rosenbaum et al. 2002）。Kendall 的 tau–b 检验（受累肢体分 4 类：偏瘫、双瘫、三肢瘫、四肢瘫，与 GMFCS）=0.13，*p*=0.001。Pearson 的 X^2 检验（受累肢体分 4 类：偏瘫、双瘫、三肢瘫、四肢瘫，与 GMFCS），*p*<0.001。在 Gorter 等（2004）授权下发表。

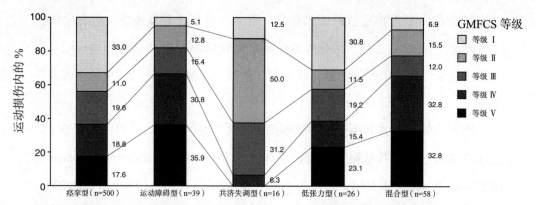

图4.4 基于GMFCS的"运动损伤类型"分布；数据来源于安大略运动生长研究（Rosenbaum et al. 2002）。Pearson的X^2检验（运动损伤，与GMFCS），$p<0.001$。在Gorter等（2004）授权下发表。

当前的工作是将GMPM重新设计、简化、完成，并将其重新命名为"功能质量评估"（Quality Function Measure，Quality FM）（Wright 2011，个人交流）。这个名称反映了这个新的评估方法的理念基础，即致力于捕捉GMFM中的运动项目的质量，包括站立、行走、跑和跳。这就像一台拥有着不同倍数镜头的显微镜，当脑瘫患者能够做到GMFM中的活动时，下一步则希望可以通过功能质量评估在运动功能的质量方面提供更有用的"高倍"视角。这样可以让服务提供者更准确地对脑瘫患者的功能及功能质量提供针对性的服务，并评价干预效果。

参考文献

Bax M, Tydeman C, Flodmark O (2006) Clinical and MRI correlates of cerebral palsy: the European Cerebral Palsy Study. *JAMA* 296: 1602–8.

Bleck EE (1987) *Orthopaedic Management in Cerebral Palsy. Clinics in Developmental Medicine No. 99/100.* Oxford: Blackwell Scientific Publications Ltd.

Boyce W, Gowland C, Hardy S et al. (1991) Development of a Quality of Movement Measure for children with cerebral palsy. *Phys Ther* 71: 820–32.

Boyce W, Gowland C, Rosenbaum P et al. (1995) The Gross Motor Performance Measure: validity and responsiveness of a measure of quality of movement. *Phys Ther* 75: 603–13.

Buckon CE, Thomas SS, Piatt JH Jr, Aiona MD, Sussman MD (2004) Selective dorsal rhizotomy versus orthopedic surgery: a multidimensional assessment of outcome efficacy. *Arch Phys Med Rehabil* 85: 457–65.

Cans C (2000) Surveillance of cerebral palsy in Europe: a collaboration of cerebral palsy surveys and registers. *Dev Med Child Neurol* 42: 816–24.

Colver A, Sethumadhavan T (2003) The term diplegia should be abandoned. *Arch Dis Child* 88: 286–90.

Eliasson AC, Krumlinde Sundholm L, Rösblad B et al (2006) The Manual Ability Classification System (MACS) for children with cerebral palsy: scale development and evidence of validity and reliability. *Dev Med Child Neurol* 48: 549–54.

Gorter JW, Rosenbaum PL, Hanna SE et al. (2004) Limb distribution, type of motor disorder and functional classification of cerebral palsy: how do they relate? *Dev Med Child Neurol* 46: 461–7.

Heinen F, Schröder AS, Döderlein L et al. (2009) Grafikgestützter Konsensus für die Behandlung von Bewegungsstörungen bei Kindern mit bilateralen spastischen Zerebralparesen (BS-CP). Graphically based Consensus on the treatment of movement disorders in children with bilateral spastic cerebral palsy (BS-CP). Therapiekurven – CP-Motorik Motor treatment curves in CP. *Monatsschr Kinderheilkd* 157: 789–94.

Hidecker MJC, Paneth N, Rosenbaum PL et al. (2011) Developing and validating the Communication Function Classification System (CFCS) for individuals with cerebral palsy. *Dev Med Child Neurol* 53: 704–10.

McCormick A, Brien M, Plourde J, Wood E, Rosenbaum P, McLean J (2007) The stability of the Gross Motor Function Classification System in adults with cerebral palsy. *Dev Med Child Neurol* 49: 265–9.

Morris C (2008) Development of the GMFCS (1997). *Dev Med Child Neurol* 50: 5.

Morris C, Kurinczuk JJ, Fitzpatrick R, Rosenbaum PL (2006) Reliability of the Manual Ability Classification System in the UK. *Dev Med Child Neurol* 48: 950–3.

Palisano R, Rosenbaum P, Walter S, Russell D, Wood E, Galuppi B (1997) Development and reliability of a system to classify gross motor function in children with cerebral palsy. *Dev Med Child Neurol* 39: 214–23.

Palisano R, Cameron D, Rosenbaum PL, Walter SD, Russell D (2006) Stability of the Gross Motor Function Classification System. *Dev Med Child Neurol* 48: 424–8.

Palisano RJ, Rosenbaum P, Bartlett D, Livingston MH (2008) Content validity of the expanded and revised Gross Motor Function Classification System. *Dev Med Child Neurol* 50: 744.

Rosenbaum PL, Walter SD, Hanna SE et al. (2002) Prognosis for gross motor function in cerebral palsy: creation of motor development curves. *JAMA* 288: 1357–63.

Rosenbaum PL, Palisano RJ, Bartlett DJ, Galuppi BE, Russell DJ (2008) Developing the Gross Motor Function Classification System for cerebral palsy: lessons and implications for classifying function in childhood disability. *Dev Med Child Neurol* 50: 249–53.

Russell, D, Rosenbaum PL, Avery L, Lane M (2002) *The Gross Motor Function Measure. GMFM-66 and GMFM-88 (Users' Manual). Clinics in Developmental Medicine No. 159*. London: Mac Keith Press.

Russman BS, Ashwal S (2004) Evaluation of the child with cerebral palsy. *Semin Pediatr Neurol* 11: 47–57.

Sanger TD, Delgado MR, Gaebler-Spira D, Hallett M, Mink JW (2003) Task Force on Childhood Motor Disorders. Classification and definition of disorders causing hypertonia in childhood. *Pediatrics* 111: e89–97.

Sanger TD, Chen D, Fehlings DL et al. (2010) Definition and classification of hyperkinetic movements in childhood. *Mov Disord* 25: 1538–49.

Steenbergen B, Meulenbroek RG (2006) Deviations in upper-limb function of the less-affected side in congenital hemiparesis. *Neuropsychologia* 44: 2296–307.

Thomas SS, Buckon CE, Phillips DS, Aiona MD, Sussman MD (2001) Interobserver reliability of the gross motor performance measure: preliminary results. *Dev Med Child Neurol* 43: 97–102.

Wood E, Rosenbaum P (2000) The Gross Motor Function Classification System for cerebral palsy: a study of reliability and stability over time. *Dev Med Child Neurol* 42: 292–6.

第5章 "脑瘫"的命名所传递的信息及其与其他发育性残疾和神经性残疾的关系

概述

在本章中，我们会介绍潜在的脑损伤和发育方面的"继发性"损伤对脑瘫患者的不同影响途径。我们将脑瘫和自闭症谱系障碍做类比，以提醒读者两种情况实际上都是根据临床表现来定义的发育性残疾。我们思考了"脑瘫"这个词是否已经过时的问题，并且探讨了为什么我们认为继续使用这个词是有意义的。

我们读完第1章，应该很明确"脑瘫"一词描述了一组发生于生命早期，在运动控制发育方面持续存在的、非进行性的状况。无论"脑瘫"这个词给人们的印象如何，这个词都是一个为了方便而设的名称，它不是一种单一的病情，更不是一种特定的"疾病"。脑瘫患者所共有的特点是由于未成熟的中枢神经系统（central nervous system，CNS）的发育和功能损伤导致在生命很早时期就出现的运动功能发育的障碍。

只有很少一部分脑瘫人士表现为单纯的运动障碍，所以很难定量描述这一少部分人到底有多少。究其原因，除了运动系统以外的其他系统的损伤程度，如社交或者认知功能及其他发育障碍，从未被系统调查过，所以很难知道准确数字。另一个原因是，残疾问题不复杂的人群很难被归到脑瘫的"群体"里。这是由于临床工作者通常有一个"偏爱"，对患有"严重"问题的人会给予更多专业上的重视。因此,这就出现了一种倾向,即认为脑瘫儿童会伴有其他问题,然后利用那些常模参照的检查手段去检查和发现这些问题,即使发现的这些问题其实是功能在"正常"范围内的变化,在这种情况下也常常会被划为"异常",无论这些检查到的异常在功能上对检查对象重要与否。

然而,通常的情况是,导致脑瘫的因素也会影响中枢神经系统的其他部位。因此,脑瘫患者同时经历其他不同程度的"神经发育"残疾也不足为奇,尤其是在 2007 版脑瘫定义(Rosenbaum et al. 2007,见第 1 章)中所列出的那些障碍。我们认为,一定要谨慎,不能仅凭表面判断。在临床的角度,每个人的整体能力及遇到的挑战都需要被评估到,并给予个体化的干预,而不是基于某种固有判断,认为"这类人"都能 / 不能做什么。

我们还要强调的是,认为脑瘫患者面临的任何残疾或者健康问题,要么是脑部发育损伤("导致"脑瘫的损伤)的结果,要么是这些损伤的继发影响(如骨骼问题、营养不良和发育受限)的想法未免太过简单了。我们希望提醒读者,与其他人群一样,脑瘫患者也可以有其他与脑瘫无关的健康问题。(我们想起一个年轻女性脑瘫患者,其 GMFCS 处于Ⅳ级,她患上急性胆囊疾病,但是花了几个星期才被正确诊断和妥善治疗,因为接诊她的医生误以为她的腹痛与脑瘫相关。)因此,切记要个体化地评估每一个健康问题,在全面检查结束前不要想当然地就认定病因。

另外,描述某个地区或者国家的人群中存在的各种残疾及需求,在流行病学方面是很重要的。例如,了解不同 GMFCS 等级的儿童和青少年有不同程度的髋关节移位和脱位(Soo et al. 2006;Hägglund et al. 2007)或者视觉问题(Ghasia et al. 2008)的风险,可以帮助执业人员、服务管理人员和政策规划人员在地区(人群)水平上估计对骨科、放射科或眼科服务的需求进行评估。来自北爱尔兰的同行们的工作示范了如何识别儿童和青少年脑瘫人群广泛的功能需求。

Kennes 等人(2002)及 Saigal 等人(2005)报道了若干功能问题的发

生率和运动困难的"严重性"之间的关系，其中运动困难的"严重性"是由 GMFCS 来界定的（Palisano et al. 1997，2008）。这些报道显示出在不同发育阶段各种功能损伤有不同的发生率，并且显示出功能限制（如运动能力）和其他儿童发育问题之间并不能自动关联。另外，尽管与健康相关的生活质量（意指功能状态）的某些方面和运动困难之间存在关联，然而自我汇报的"生活质量"和 GMFCS 等级之间并不存在系统的变量关系（Rosenbaum et al. 2007）。这些发现（将在第 12 章详细介绍）说明了明确脑瘫"严重性"是否及如何成为其他功能表现的决定因素的重要性。

有鉴于此，对于"脑瘫"一词，人们经常有不同的见解，特别是在本领域工作的临床医务人员之间，他们甚至认为"脑瘫"（cerebral palsies）、"脑瘫样症状"（CP syndromes）等名词应该弃用或少用。Bax 等人（2007）发表了一篇文章，在文中指出：使用"脑瘫"这个词语或许会导致人们不去探究其背后的发病机制，"脑瘫"一词也不能尽述受损个体所表现出的广泛的损伤，因此干预措施也未必总是适当的。我们认同这种顾虑，但是并不认为弃用"脑瘫"一词是这些重要问题的答案。下文将做详细讨论。

也有人说，很多疾病的历史命名都已经不再适用，如那些挂在嘴边的——圣维杜斯舞蹈病、蒙古症、白痴、弱智、傻子等，因此，现在弃用"脑瘫"一词也是时候了。这种想法有一定道理，如果有人从头开始重新探究"脑瘫"并全新描述它的本质，那么这种想法也是可取的。

但是，这里存在几个问题。首先，与其他特定疾病不同的是，脑瘫的病因和病理并不是特异性的，例如，它既不属于某种遗传或者代谢异常，也没有明确一致的疾病发展过程。因此，没有一个特别的病名能够代替"脑瘫"。懂得某种特定疾病和神经发育状况之间的不同，对专业人员及家长都是有益的。

其次，事实上，脑瘫一词的说法不仅有其历史背景，而且一直被沿用至今。有大量的出色的流行病学研究证明其本身就很重要。它们帮助我们对这个状况（脑瘫）的特征有所了解，包括识别脑瘫的可能成因（如早产、Rh 溶血、双胎、孕期感染、孕期碘缺乏）。这些研究对脑瘫服务的计划和实施也是至关重要的。其中许多研究仍在继续，包括采用严格的标准来确定收集和计算的数据。

"脑瘫"一词是否该被弃用？如果弃用这个词，那么从过去的研究中获得的信息将可能会流失，而这种信息的流失对脑瘫患者将来的卫生服务及资源供给都会有不利影响。"脑瘫"一词的使用已经不仅限于专业团体，像我们所知道的美国脑瘫联会（United Cerebral Palsy Association）和英国的 SCOPE 也在使用，这些机构致力于对不同生命阶段的脑瘫患者进行服务提供、倡导和研究。

也可以说，无论是外行人还是专业人士都不再持有这个过分简化的观点，即认为脑瘫是一个独立体。正如第 1 章所讨论的，无论是过去还是当前脑瘫的定义都强调其临床表现的多样性。

为了更好地阐述这个观点，我们来对脑瘫和"自闭症谱系障碍"（autistic spectrum disorder，ASD）或"广泛性发育障碍"等名称所包含的一系列相关情况之间做一个类比。常用的 ASD 一词，很明确地显示出其临床表现存在一个潜在的范围（"谱系"），其严重程度各不相同，其临床特征也存在不同的侧重。同样，人们也接受 ASD 可以和不同的脑部结构损伤相关的事实。但是脑部结构损伤可能检测不到，这种情况较脑瘫更多见。除了一些遗传学研究，目前为止还未发现 ASD 统一的病理学机制。

像脑瘫一样，自闭症也是一个不断发展变化的终身疾患，其临床表现和严重程度可能随着年龄变化而变化。举例来说，某些年轻患者发生癫痫，以及在儿童期和青少年期出现其他精神健康问题。从这个类比中，我们可以看到，就像继续保留使用 ASD 一样，脑瘫一词也可以继续保留，二者可以作为常见的复杂的发育残疾的两个典范。

ASD 的各种类型常被说成好像它们是一个整体的"疾病"，而事实上它们的表现可能是多种多样的，并且对患者及其照顾者的影响也存在极大变数。从美国精神病协会（American Psychiatric Association）提出的第五版的《精神疾病诊断与统计手册》（*Diagnostic and Statistical Manual*，DSM）中可以看出，如果倾向于将各种亚型看成单纯一种"情况"，自闭症各种亚型的相关名称将被弃用，这对我们有一定启发，脑瘫面临的情况也是一样的。

仔细考察神经障碍的其他问题也对我们有一定帮助，如癫痫、学习障碍（DSM-Ⅳ：智力落后）、沟通障碍和感觉障碍，通过这些情况我们可以得出结论，对比正常发育的儿童，脑瘫在这类人群中的使用过度广泛。除了由于神经病理学之间有共性或者重叠的部分，亦由于脑瘫和其他神经障碍都可能会产生超出其特异性临床特征（运动损伤之于脑瘫，社交障碍之于 ASD）的对其他系统的影响。这种情况通常称为"继发"表现。需要留意的是，除了这些神经发育残疾背后的"脑损伤"，受累儿童参与社会生活的机会受限制也可能导致继发的"参与"（参与生活）受限。

另外的类似情况是儿童创伤性或者其他获得性脑损伤，它们对受累个体造成的影响与脑瘫的影响范围是相同的。患有创伤性脑损伤的儿童，其临床表现和面临的困境可能会有极大差异，具体取决于年龄、损伤的范围和严重程度、受损前的性格及很多其他因素。

如第 1 章所述，脑瘫定义中一个悬而未决的问题是，要想将一个影响未成熟的脑的情况界定为脑瘫时，其合适的年龄上限应该是多少。我们认为，如果创伤性脑损伤发生在 2 岁以后，仍将其纳入脑瘫的做法是不适当的，诚然我们也认识到这样有些武断。在某种程度上，这是出于惯常做法。然而，更主要的是，生命早期是否经历过正常的神经发育阶段，对于其后来的功能（当儿童在发育早期之后才经历获得性脑损伤）有重要意义：对于临床表现、受损的个人及其家庭、干预和结果都会产生很大不同；对于绝大多数病例来说，将这类人群的残疾当成"脑瘫"来看是没有益处的。

当然，无论创伤性损伤发生在哪个特定时期，在生命早期获得的脑损伤对儿童的发育及对其家庭的影响都是相似的。正是这种现实使许多与年龄相关的区别变得困难，有时甚至是武断的。

脑瘫和创伤性脑损伤之间存在很多共同特点，因此，在个体可能的进展方

式、临床的评估方案、有益的干预措施、对家庭的影响、长远预后等方面遵循
相似的原则。从临床服务的角度来看,这与儿童脑瘫患者及其家庭的服务相辅
相成。相反地,认为这两类神经性残疾在资源上是对立的想法是不适当的。

"脑瘫"与表型类似的获得性脑损伤之间的区别,在流行病学的角度是很
重要的。当然,不言而喻,获得性脑损伤的机制及其预防与脑瘫也是截然不
同的。

根据以上回顾,本书作者很肯定的是,继续使用脑瘫一词是合适的,但是
使用中要留意到其不足和可取之处。

参考文献

Bax MCO, Flodmark O, Tydeman C (2007) Definition and classification of cerebral palsy. From syndrome toward disease. *Dev Med Child Neurol* 49 (Suppl. 109): 39–41.

Ghasia F, Brunstrom J, Gordon M, Tychsen L (2008) Frequency and severity of visual sensory and motor deficits in children with cerebral palsy: gross motor function classification scale. *Invest Ophthalmol Vis Sci* 49: 572–80.

Hägglund G, Lauge-Pedersen H, Wagner P (2007) Characteristics of children with hip displacement in cerebral palsy. *BMC Musculoskelet Disord* 8: 101.

Kennes J, Rosenbaum P, Hanna S et al. (2002) Health status of school-aged children with cerebral palsy: information from a population-based sample. *Dev Med Child Neurol* 44: 240–7.

Palisano R, Rosenbaum P, Walter S, Russell D, Wood E, Galuppi B (1997) Development and reliability of a system to classify gross motor function in children with cerebral palsy. *Dev Med Child Neurol* 39: 214–23.

Palisano RJ, Rosenbaum P, Bartlett D, Livingston MH (2008) Content validity of the expanded and revised Gross Motor Function Classification System. *Dev Med Child Neurol* 50: 744.

Parkes J, Dolk H, Hill N (2005) *Cerebral Palsy in Children and Young Adults in Northern Ireland (Birth years 1977–1997): A Comprehensive Report.* Belfast: Queen's University Belfast.

Rosenbaum PL, Livingston MH, Palisano RJ, Galuppi BE, Russell DJ (2007) Quality of life and health-related quality of life of adolescents with cerebral palsy. *Dev Med Child Neurol* 49: 516–21.

Saigal S, Rosenbaum P, Stoskopf B et al. (2005) Development, reliability and validity of a new measure of overall health for pre-school children. *Qual Life Res* 14: 241–55.

Soo B, Howard JJ, Boyd RN et al. (2006) Hip displacement in cerebral palsy. *J Bone Joint Surg Am* 88: 121–9.

环境因素和批判性思维

第6章 证据的评估

概述

　　脑瘫儿童的家长经常会问很多常见的和重要的有关自己孩子情况的问题，这些问题的答案对他们来说非常重要。本章主要通过使用"批判性鉴赏"策略对脑瘫相关问题的证据进行初步的简短说明，目的就是提醒我们的读者应该对脑瘫相关的文献持有思考性和分析性的态度。我们想指出，作为一个消费者（不管我们是阅读那些证据的家长还是治疗人员）应该对那些关于脑瘫病史、治疗、评估结果及原因的声明持谨慎态度。同时我们还想表明，作为研究人员，在设计和进行研究时，研究方法的每一个细节都不容忽视，以保证研究结果能在同业人员和家长的批判性的审视中站得住脚。

　　很少有人会对如何治疗急性阑尾炎提出质疑：请外科医生把发炎的阑尾切掉了事。唉，在一个没有明确的证据的领域（对脑瘫治疗的多数情况），很多的策略都是根据证据的不确定程度和一些特殊案例的"真相"而不同，因此，很多策略常常还存在"相悖"的原则。

　　公开认清存在于专业研究人员和那些想立即知道正确答案的人之间的紧张关系是非常重要的。获得真正有效的证据来证明所做的一切是正确的，这需要大量的时间，而那些想立即知道正确答案从而立即为患者提供帮助的人看上去就有些没有耐心。所以，这就不难理解，脑瘫尽管不能治愈，但患者的家人、治疗人员及社会都想用尽各种治疗方式以最快的速度帮助他们恢复。这里面总有很多不同的还没有被证明有效的治疗方法，同时那些没有被证明有效的方法经常会引发公众的争议。在脑瘫的治疗和管理中，也当然会有一些老的、传统的方法会受到来自那些尝试使用新的途径和方法来进行治疗的人的挑战。然而，不管是老的方法还是新的方法，对于治疗人员和家长来说，最大的挑战就是如何评价这些治疗方法的有效性。

本书中的内容（例如，什么原因导致了脑瘫和什么样的治疗方法有用）是建立在一些有用的证据之上的，这些证据是临床经验和研究相结合而形成的。我们意识到，无论是家长、治疗人员，还是那些负责制定健康和社会服务政策的人员，他们都想尽量负责任地使用证据来做出自己的决定。我们认为，在这一章中为大家解释清楚如何使用有限的、已经被证明了的科学数据来评估那些证据的有效性的过程是非常有用的。特别是，我们如何评估和决定使用那些新的对脑瘫成因解释或治疗的方法呢？

不管是治疗人员还是家长，我们都非常想知道如何去解释和弄明白那些特殊的"治疗方法"。这些方法经常会对脑瘫的各方面认识提出新的观点，例如，什么是脑瘫，脑瘫为什么会形成，大脑是如何产生功能和恢复的，等等。而这些特殊的治疗方法则建立在这些特殊的观点之上。生活中，我们可以在各种媒体上获得铺天盖地的关于脑瘫治疗有效性的信息。我们有时听广播、看电视，或者从朋友和家人那里听到这类消息；同时，报纸或杂志文章也是这类信息的来源之一；当然，还有互联网，一个信息来源取之不尽、用之不竭的媒体。我们可能经常会不确定那些报道中的治疗方法是否可以用在自己的孩子或患者身上，我们的社区或治疗部门是否能够提供这样的治疗，也可能会在需要花多少钱、时间和努力在这样的治疗上存在疑问。例如，人们如何大体上或具体地评估这些内容，请参考相关文章（Rosenbaum 1995；Rosenbaum et al. 2001；Rosenbaum & Stewart 2003a，b。）在第 10 章中我们还会具体讨论这些内容。

那么，一个人怎样判断或理解那些看上去非常复杂的信息或"证据"，还有那些听上去非常好以至感觉都有点不真实的证据呢？那些专门教授研究方法的教育工作者曾经写过非常好的文章和内容（如 Sackett et al. 1991），用来帮助人们成为那些新兴的观点或证据的知情消费者。这些资源就像为我们提供了一面放大镜，使用它，我们可以清楚地了解这些观点和研究的结果。

在我们讨论脑瘫不同的治疗方法之前，我试图在这一章系统地为大家介绍一下如何批判性地去评估这些治疗方法。我们通过总结家长或工作在第一线的治疗人员听到的事情，提出的或应该要提出的最常见的一些问题来做到这一点。同时，这些问题也是我们自身在改善新的治疗方法时所需要问的问题。我们赞同的一个观点就是一种治疗方法如果听起来效果太好了而不像是真的，那么它有可能就不是真的。而且我们要提醒自己，一则个案病例报道是不能证明这种治疗方法对其他不同情况的患者也是普遍有效的。（就像一个智者曾经说过：轶事重复，也非"证据"。）

还有重要的一点要提醒大家：没有证据并不等于证据是不存在的（在治疗方法的有效性方面）。在脑瘫研究这样一个新兴的领域，还需要大量的研究去探索出最适合的治疗方案和管理办法。很多现在我们"已知"的内容都不是建立在完美的证据基础上的，所以我们经常不得不为我们的患者（或自己的孩子）做出使用某些现有的治疗的决定。尽管如此，我们仍然相信通过成为一个具备批判能力的思考者并问一些思考性的问题，每个参与脑瘫儿童治疗、管理和抚养过程的人都可以把自己负责的工作做得更好。

我们来自哪里？

20 世纪的生物医学建立在传统的科学探究方法基础上，就是后来我们广泛熟知的"循证医学"（evidence-based medicine，EBM）。与之相反的是"经验医学"（eminence-based medicine）（一种老的、传统的、由专家意见决定的方法）。循证医学是建立在科学的研究之上的，使用非常健全的方法论原则，因此会得出非常可靠的结果（Sackett et al. 1991）。那些最具科学性的拥有良好证据基础的临床医学门类（如心脏病学和肿瘤学）是通过大量的随机对照试验和多年的前瞻性纵向研究，为这些疾病的自然病史情况、结果的决定因素和治疗方法的好处（或坏处）提供了有效的证据。

相反，儿童残疾在学术领域的发展还是非常年轻的。因此，相对于我们现在相信的那些"知识"，能证明它们完全正确的证据还是非常少的。尽管近来也出现了一些可靠的证据可以用来指导临床，但大多数我们现有的知识还是基于临床的观察或试验，建立在很多具有思考性的专业人员临床经验的基础上。毋庸置疑，整个行业是在不断进步的，本书中现在提到的证据，将来也可能被否定，或者被新的、更有力的证据所替代。

正因如此，本章所介绍的内容就是希望帮助我们的读者成为那种对文献具备批判性能力的"消费者"。我们的目的就是激发大家的兴趣，使大家如何很好地对所读到的内容取其精华，去其糟粕，能够鉴别任何关于儿童残疾的研究本身潜在的好的一面及其局限性。为了便于阅读，我们列出了一些主题，每个主题都与一个问题相关联，这些问题都是我们在开始评估这些研究对我们关心的内容有没有作用时想问的问题。虽然这本书不是一个研究方法的初级读本，但这些理念有望被证明对很多读者能起到作用。

临床问题：对于脑瘫儿童自然病史的发展我们应该知道些什么？随着时间的推移我们希望看到什么？

批判性鉴赏问题：人们用来作为"证据"的这些研究的设计合理吗？这些研究中的样本能有多大程度的代表性？

回答关于在任何情况下的自然病史的最好的方法是，设立在任何条件下都"最具代表性的"研究组（专业词汇叫做"队列"），这个研究组中的样本是在"真实"（日历）时间内其进展能被系统地追踪的人。在进行研究之前，应该已经确定了初步的结果，真正试验的结果需要"正确"的评估工具来进行合理地评估。

事实上能找到没有接触过任何干预的"本真"人群是很难的。即便是能聚齐这样的一组典型的队列，也很难代表真实世界的多样性。在几乎所有的案例中，一般都会接触过现有治疗方法的各种组合。因此，大多数情况都已经是"非自然病史"了。

"具有代表性的"样本是什么意思呢？这句话的意思是选择一组符合入选标准的人，在研究开始之前认真地将他们分组。例如，在一个关于脑瘫"自然病史"的研究中，研究者需要明确指出所谓"脑瘫"的精确的定义，包括哪些年龄的孩子确定是脑瘫的，然后制订出这个研究中的纳入和排除标准［请参考 Rosenbaum 等人（2002）的文章，文章所述就是这样的一个研究］。样本应该包含整个系列范围的"个案"，而不是那些因为有特殊的特征，很容易被确诊或"有倾向性"的人群。换句话说，被选择的研究人群不能只是那种简单的有重度或轻度残疾，或者具备或不具备发育异常的人群，如有癫痫或学习障碍（DSM-Ⅳ：智力落后）的人群。

样本是否具备代表性直接关系到我们所做研究的结果是否与我们日常面临的那些脑瘫儿童出现的问题相关，或者结果是否适用于这些儿童。换句话说，我们需要搞清楚，当我们将一个研究的结果应用于我们的患者时，这个研究试验中的人群是否与我们应用的人群相似。如果我们服务的人群包括了具备各种不同程度的能力或限制的人，那么我就需要知道我们要做出预期的人群的信息和我们采用的研究试验中的人群信息是相互匹配的。

另外一个困难是队列研究中的样本人群常常是研究者自己所工作的诊所的人群。为什么这是一个困难呢？因为我们经常看到的患者的情况常常与我们不经常或者从来没有遇见的患者的情况非常不一样。一个研究中的样本人群所在的地方和他们被分配到研究队列的方式会导致他们与其他地方具备相同情况的"代表性"人群具有明显的区别。

试想一下，例如，那些在骨科就诊的脑瘫儿童。除非**每一个**在社区的脑

瘫儿童都会接受骨科的这些系统性治疗，否则在骨科看到的脑瘫儿童，用
GMFCS 等级评估的话，很有可能都是相对比较"严重"的患者（如 Parkes
et al. 2006）。这些孩子都是需要骨科医生干预的。有报道（Soo et al. 2006；
Hägglund et al. 2007）称，伴发髋关节"移位"的脑瘫儿童或青少年的比例在
GMFCS 等级中实质上呈线性增长 *。因此，在骨科诊所的这些脑瘫儿童或青少
年通常是（主要是）功能更少的患者。所以，在报道脑瘫儿童髋关节的问题时，
骨科诊所得出的比率与脑瘫的整个群体是不同的。

　　类似的情况还有，需要注意对脑瘫青少年的"研究结果"。目前为止，很少
有研究项目能为我们提供对脑瘫青少年情况的系统性的评估和随访。所以，我
们可能需要了解，在阅读相关文献和研究结果时能够选择性地搞清楚报道中的
疼痛、功能缺失、挛缩、精神问题等都是在诊所里常常看到的脑瘫表现。我们
太容易忘记那些没有来诊所治疗的脑瘫患者，或许因为他们自然进展得很好，
或许因为他们觉得现有的治疗条件对他们没有帮助……无论是什么原因使我们
没有对这些孩子进行随访，我们都失去了对他们的生活和功能方面进行信息采
集和报道的机会，因此，我们很容易使用一个片面的、系统性偏移的样本得出
一个不适合整体脑瘫人群的结论。

　　关于自然的（或不自然的）病史最好的信息，应该是来自一些设计良好的
研究，这些研究会把可以代表人群的基础的样本分配到不同的队列，然后随访
至足够的时间去评估，以便能得到最初研究关注的结果。这些队列往往是以
一般人群为基础的、注册的、具有研究条件的那些样本。欧洲脑瘫监测组织
（SCPE）（Cans 2000）发布了这样的数据（第 4 章有对 SCPE 的详细介绍），假
定所有注册的儿童被系统性地分类，不管他们有没有接受治疗，都会被相同地
纳入研究（如 Dickinson et al. 2007，Fauconnier et al. 2009）。事实上，根据注册
者的广泛性，可以评估取样是否可以代表整个群体。

-----

* 　GMFCS 等级越高，残疾越严重。（译者注）

临床问题：我们如何评估一个治疗或介入方法对患者的好处多于坏处？

批判性鉴赏问题：治疗的有效性是如何建立的？测量结果如何？

　　脑瘫儿童经常会在很多年内接受一系列的治疗。这些都是在我们对各种形式的治疗手段的有效性认可的基础上，再加上或多或少不同程度的各类文献证据的证明。这些证据有可能来自个案报道或个案系列，还可能有幸地包括那些专门设计出来说明我们实施的研究之间潜在偏差的充分的临床试验研究。这些不同的研究之间有何区别？它们为什么重要呢？这些问题将能解决一些临床治疗研究的必要的基础问题，我们将在此确认这些问题。

　　在讨论一开始就认清那些我们总是尝试从本质上识别"原因和效果"之间联系的治疗方法是非常重要的（Rosenbaum & Law 1996）。我们采用一种治疗方法（原因），接着看它的结果（效果），然后假设我们观察到的变化是由于我们的治疗而产生的。表面上看这是非常清晰和符合逻辑的思考过程。但为什么事情总是没有这么简单呢？是什么有可能会造成"对有效性的威胁"从而让我们停下来深思呢？

　　回答以上问题有几个需要考虑的因素。首先，在任何情况下，时间都是故事的一个要素（在治疗效果需要几周、几个月或几年来验证的案例中），还有一些其他的影响结果的因素"隐藏在后台"悄悄起着作用。对于儿童来说，最明显的因素就是自身的生长发育，这个因素不仅存在于脑瘫儿童身上，还存在于其他的任何儿童身上。我们的治疗应用在那些具有随时间变化而生长和变化的潜在趋势人群（儿童）中。因此，我们研究的挑战是，要从个体发育对受试人群的影响中，将我们治疗的"积极成分"分离出来，从而在其他可能的背景影响"噪声"中探查出"信号"（由于治疗而引起的变化）。

　　还有一种相关的情况就是无论哪种我们有兴趣来研究的治疗方式，无疑都是数种治疗行为的其中之一。如果我们太过于关注"突出点"（只是这一种治疗方式），我们就很容易忘记去确定其他的"背景"（例如，同时进行的其他治疗方法）。在这种情况下，我们很容易就得出是我们感兴趣的这一种治疗方式产生了效果，而事实上，有可能是其他的几种治疗方式产生了疗效，或者是所有的这些治疗方式共同产生的作用。那些对这类情况感兴趣的读者可以进一步阅读 Joyce 和 Clark（1996）的个案报道及 Rosenbaum 和 Law（1996）的随笔评述。

记住以下这一点也很有用，那就是：一个事件在另外一个事件之后发生，并不意味着是前者的发生**导致**了后者的出现。如同在第 3 章中提及的"后此谬误"。就像另外一个妙语所描述的"所有海洛因成瘾者都是从牛奶开始的"，但是没有人把毒品上瘾归因于喝牛奶。因此，我们要明白，在儿童的生活中将我们治疗的效果从其他影响因素中真正分离出来远比认识到治疗效果本身更具挑战性。

那么如何去克服这些"对有效性的威胁"呢？对治疗效果最有力的证据来自"人体试验"。随机对照试验（randomized control trial，RCT）被认为是任何干预手段疗效评价最好的证据。如果一个研究是用完善的随机对照方法实施的，并且包含了适当的随机选择的大样本病例，而且评估的是正确的东西，又同时尽最大可能控制之前提到的潜在的偏差，那么这个研究就可以被认为是可靠的。那么，为什么在儿童残疾领域又是如此缺乏 RCT 研究的证据呢？

最纯粹的 RCT 都是研究一个关于人类健康的特定方面的焦点问题，评估一个特定的有针对性的干预措施的有效性，一般有一个可靠的可以用来对比的"治疗手段"，从而评估一个相互不关联的结果。降压药的药物试验就是这样一个相对"纯粹"的研究例子。血压升高的人被随机分配接受一种新的治疗或对比干预（通常是一个常规的管理策略）。在预定的一段时间后测量最初的结果（预先确定的血压控制程度），并评估副作用，然后可以得出新的疗法与对比干预相比较的结论如何，以及新疗法的益处是否大于其风险。

对像脑瘫这样的发育障碍儿童进行干预，往往很难将相同程度的因素控制纳入 RCT。治疗方法通常不像药物治疗那样具体和独立（尽管肉毒毒素的研究是一个例外）。治疗的时间进程和它们的影响通常是数月或数年，而不是数周

（像高血压研究中的情况，至少是即刻效应）。在家庭生活中，脑瘫儿童经常同时接受其他治疗和从事其他活动，这会让新治疗方法的实施充满挑战，而且增加了正确解释试验结果的困难。尽管脑瘫儿童患病率很高，但在研究过程中往往很难找到足够的完全符合纳入标准和排除标准的样本量。在任何特定的研究中，当选择那些符合纳入标准的人的时候，差不多总是要排除另外一些人，而在研究中这个必要的步骤将对最终研究结果的可推广性产生影响。最后，评估治疗的结果是非常有挑战性的，不仅因为正确的工具可能无法使用（下面讨论），还因为这类研究关注的结果无法像预先确定的血压降低这样的结果那么明显和具体。Rosenbaum（2010）简要地讨论了这些问题。

另一种用于人体研究的方法是单病例多基线研究，这种方法也可以应用于脑瘫。Butler（1986）、Bower 和 McLellan（1994）、Bower 等人（1996）的优秀研究清晰地展示了如何做这类研究。应用这种设计，我们多次评估感兴趣的功能，以建立在进行干预手段之前这些功能"自然"改变的模式。然后，我们开始干预，在治疗期间和治疗后多次对上述功能进行评估，而不是只做简单的治疗前后的对照观察。最好是对那些对干预手段细节"盲"的受试对象进行这样的评估。我们所寻找的是一个无偏见的评估方法，这个评估方法用于评估在发育的模式下介入治疗后的功能变化。如果这个评估干预手段的方法被重复地应用在几个个体身上，若目标很明确，而且治疗开始的时间是随机分配的，那么就可以识别个体的孩子使用这种干预手段后的统一模式，同时得出的结论是比个案报道更加可信的。

关于任何治疗有效性的评估声明的主要信息是：一项研究设计和执行得越仔细，这个研究结果的可信度就越高。另外，一项研究在其试验设计方面被发现可以质疑的地方越多，包括纳入和排除条件、试验结果的评估和说明及所做的分析，那么其结果的可信度就越低，并且其适用在其他患者身上的不适感就越明显。这就是为什么一个轶事性或戏剧性的个案报道最多可为研究机构和进一步研究提供参考，但它们自己不应该被确认为任何治疗有效性的可靠证据。

临床问题： 我们如何衡量"正确"的东西，什么是最好的工具？

批判性鉴赏问题： 我们如何评估我们使用的评估方法是否是评估研究结果的正确工具？

如书中其他章节所述（见第 4 章和第 13 章），结果的测量取决于我们的测量工具，利用这些测量工具，我们才能得到我们想要的可靠（一致）的测量内容及有效（真实）和有用的信息。在评估发表在文献中的研究结果时，我们需要知道两个具体问题的答案。

首先，被测量的试验结果是不是"正确"的那个？例如，如果一个干预旨在改善移动性功能，那么这个研究的主要结论是否清楚、有效地对移动性功能进行了报道？有时人们可能不知情地使用所谓的"替代游戏"，去评估那些他们认为重要的结果，或那些有可能被评估的结果，而不是他们最初计划评估的内容。他们这样做可能是因为他们认为其选择评估的内容是以相关的"临床"结果的病理生理学为基础的，因此比功能结果更重要（其实不然）。举个例子，一个关于选择性脊神经根切断术（切断感觉神经以降低痉挛状态的神经外科手术）的研究，研究的主要目的是看这种手术是否能改善移动性功能，研究人员在结果中报告了关节活动范围的变化和痉挛评分的改善（Peacock et al. 1987；Peacock & Staudt 1991）。如果这个研究没有提供移动性功能变化的信息，我们就不能确定这个研究在这个干预手段效果方面是否为主要影响。因为"损伤"的改善不能自动等同于功能的改善（Wright et al. 2008）。

其次，为了对结果进行评估（尤其是随时间变化的某些方面的功能），我们需要已被证实能可靠地完成评估任务的方法。换言之，我们所使用的评估方法应能够检测出有意义的变化，而当没有意义的变化出现时又表现出应有的稳定性。使用"错误的"工具可能导致以下情况：人们得出结论认为这个治疗是无效的，而实际上可能是我们使用的测量工具无法检测到发生的变化（Rosenbaum et al. 1990）。

但请注意，我们进行评估还有很多其他原因。人们可能希望对人的功能有一个系统的、描述性的说明以便使用相应的测量工具来评估。这些不需要检测到变化的评估，必须能够提供与被问的问题相关的观点。人们可能需要评估一个人相对于其他人"评估"的程度，为此需要采用常模对照性评估工具。例如，评估身高、体重或智力，是用被评估人的相关指标同与之相似的人群的相关指标做比较。基本考虑有两点：其一，是否评估了我想知道的内容；其二，是否有证据表明该评估方法可以做到这一点（即它是不是已被证明是"有效的"方法来评估我想要评估的东西）？

临床问题：我们对脑瘫儿童的病因有何了解?

批判性鉴赏问题：如何建立因果关系?

在讨论干预手段的有效性问题时，有人提到了建立因果关系的困难。在医学中，这是一个非常有挑战性的内容，它是由很多原因造成的。首先，关于因果关系，我们认识到可能存在前置因子、诱发因子、持续因子和保护性因子。理顺这些因子及它们的相对重要性可能会非常复杂。

仅仅作为一个例子，传统上我们认为分娩困难和出生困难可导致"缺血缺氧性脑病"（脑供氧不足引起的脑损伤），接下来就"导致"脑瘫（一个典型的"后此谬误"的例子）。然而，现代成像技术的发展可以让专家越来越多地确定大脑结构损伤的性质和位置。此外，神经生物学的新观点，特别是对中枢神经系统发育时间的理解，使得"确定"与脑瘫有关的大脑结构损伤的时间成为可能。

有了这些技术方面的进步，现在很清楚，有些在围产期遇到困难的婴儿已经损害了大脑结构（也有可能是损害了大脑功能）。这些损害可能会使这些婴儿"倾向于"难以适应分娩的过程（诱发因子）和产后的立即调整。

因为脑部损伤（持续因子）可能会使一个婴儿更加困难地去应对生物学上

的"冒犯"，这些婴儿在经历中枢神经系统缺氧时，可能比正常儿童更脆弱，或许会使他们后来遇到的功能问题加重。孩子最终的功能结果可能会反映出所有的这些影响因素力量的结合，同时伴随了其他"保护性因子"，如围产期快速复苏、后期的家庭支持，以及孩子天生的发育性的恢复能力、生命机遇、治疗等。

这种情况可以看出，真正"因果关系"的概念要比传统上的理解复杂得多。换句话说，与那种简单的前面的"事件"与接下来的"结果"之间的简单连接相比，因果的途径几乎总是更加复杂，而且由更多的原因所决定。世界各地的许多中心正在开展工作以解开这些复杂的"因果途径"（见 Stanley et al. 2000），进而以此为基础制订预防性策略，这样在将来有希望让更多的婴儿避免这些复杂的生物医学挑战并顺利发育。

参考文献

Bower E, McLellan DL (1994) Evaluating therapy in cerebral palsy. *Child Care Health Dev* 20: 409–19.

Bower E, McLellan DL, Arney J, Campbell MJ (1996) A randomized controlled trial of different intensities of physiotherapy and different goal-setting procedures in 44 children with cerebral palsy. *Dev Med Child Neurol* 38: 226–37.

Butler C (1986) Effects of powered mobility on self-initiated behaviours of very young children with locomotor disability. *Dev Med Child Neurol* 28: 325–32.

Cans C. (2000) Surveillance of cerebral palsy in Europe: a collaboration of cerebral palsy surveys and registers. *Dev Med Child Neurol* 42: 816–24.

Dickinson HO, Parkinson KN, Ravens-Sipberer U et al. (2007) Self-reported quality of life of 8–12-year-old children with cerebral palsy: a cross-sectional European study. *Lancet* 369: 2171–8.

Fauconnier J, Dickinson HO, Beckung E et al. (2009) Participation in life situations of 8–12 year old children with cerebral palsy: cross sectional European study. *BMJ* 338: b1458.

Hägglund G, Lauge-Pedersen H, Wagner P (2007) Characteristics of children with hip displacement in cerebral palsy. *BMC Musculoskelet Disord* 8: 101.

Joyce P, Clark C (1996) The use of craniosacral therapy to treat gastroesophageal reflux in infants. *Infants Young Child* 9: 51–8.

Morris C, Galuppi BE, Rosenbaum PL (2004) Reliability of family report for the Gross Motor Function Classification System. *Dev Med Child Neurol* 46: 455–60.

Morris C, Kurinczuk JJ, Fitzpatrick R, Rosenbaum PL (2006) Who best to make the assessment? Professionals and families' classifications of gross motor function are highly consistent. *Arch Dis Child* 91: 675–9.

Parkes J, Kerr C, McDowell BC, Cosgrove AP (2006) Recruitment bias in a population-based study of children with cerebral palsy. *Pediatrics* 118: 1616–22.

Peacock WJ, Arens LJ, Berman B (1987) Cerebral palsy spasticity. Selective posterior rhizotomy. *Pediatr Neurosci* 13: 61–6.

Peacock WJ, Staudt LA (1991) Functional outcomes following selective posterior rhizotomy in children with cerebral palsy. *J Neurosurg* 74: 380–5.

Rosenbaum P (1995) Alternative treatments: thoughts from the trenches. Available at: http://www.canchild. ca/Default.aspx?tabid=110 (accessed 7 January 2008).

Rosenbaum P (2010) The randomized controlled trial: an excellent design, but can it address the big questions in neurodisability? *Dev Med Child Neurol* 52: 111.

Rosenbaum P, Law M (1996) Craniosacral therapy and gastroesophageal reflux: a commentary. *Infants Young Child* 9: 69–74.

Rosenbaum P, Stewart D (2003a) Alternative and complementary therapies for children and youth with brain injury – Part 1: controversies. Available at: http://www.canchild.ca/Default.aspx?tabid=111 (accessed 7 January 2008).

Rosenbaum P, Stewart D (2003b) Alternative and complementary therapies for children and youth with acquired brain injury – Part 2: finding and evaluating the evidence. Available at: http://www.canchild.ca/ Default.aspx?tabid=536 (accessed 7 January 2008).

Rosenbaum PL, Cadman D, Russell D, Gowland C, Hardy S, Jarvis S (1990) Issues in measuring change in motor function in children with cerebral palsy. A special communication. *Phys Ther* 70: 125–31.

Rosenbaum P, Fehlings D, Iliffe C (2001) Hyperbaric oxygen therapy: hot or not? Available at: http://www. canchild.ca/Default.aspx?tabid=123 (accessed 7 January 2008).

Rosenbaum PL, Walter SD, Hanna SE et al. (2002) Prognosis for gross motor function in cerebral palsy: creation of motor development curves. *JAMA* 288: 1359–63.

Sackett DL, Haynes RB, Tugwell P. (1991) *Clinical Epidemiology: A Basic Science for Clinical Medicine*, 2nd edn. Boston: Little, Brown.

Soo B, Howard JJ, Boyd RN et al. (2006) Hip displacement in cerebral palsy. *J Bone Joint Surg Am* 88: 121–9.

Stanley FJ, Blair E, Alberman E (2000) *Cerebral Palsies: Epidemiology and Causal Pathways*. London: Mac Keith Press.

Wright FV, Rosenbaum PL, Goldsmith CH, Law M, Fehlings DL (2008) How do changes in body functions and structures, activity, and participation relate in children with cerebral palsy? *Dev Med Child Neurol* 50: 283–9.

第7章 国际功能、残疾和健康分类（ICF）

概述

　　2001 年，世界卫生组织（WHO）发布了"国际功能、残疾和健康分类"（International Classification of Functioning, Disability and Health）。一般我们称之为 ICF，这个健康框架广泛地吸引了很多从事健康领域人员的注意，也许最常见的是，从事康复工作的人员。本章介绍了 ICF 的主要理念，包括能力、表现和潜力的概念。同时它也突出了环境对人们行为的影响及其如何产生这样的影响。我们认为这个框架对我们非常有用，我们可以使用这个框架对每个孩子和家庭在相关方面的优势和需求分类。这反过来又使我们能够建立每个孩子和家庭情况的描述性概况，以确定我们的"入手点"并决定哪些方面作为结果来衡量。

　　1980 年，世界卫生组织公布了"国际残损、残疾和残障分类"（International Classification of Impairment, Disability and Handicap, ICIDH）（WHO 1980）。这是关于健康问题后果的最初的模型，有助于提醒人们明白任何"病情"都有生物医学部分（当时标记为"残损"），而残损反过来可以导致功能限制（被称为"残疾"），并且残疾可能会通过限制人们生活的各种可能性来影响人们的生活并导致"残障"。虽然该模型只是说明了一个单向的线性关系，但这种思路对很多人来说是一个很重要的启发。它不仅鼓励了我们要考虑对人们健康条件产生影响的多个方面，同时也让我们反思如何使用这些方面来制订我们的干预计划

（Rosenbaum 1998）。

上述框架经过修订和改进之后就形成了"国际功能、残疾和健康分类"（ICF）（WHO 2001）。ICF 的出现是经过多年的国际讨论和合作，其中包括与残疾人的合作（图 7.1）。ICF 包含修改后的原始版本的概念，这些概念包括结构性和功能性的基础（现在统称为"身体结构和功能"），以及这些身体结构和功能的残损对于"活动"的影响（人们可以做什么和被限制做什么）和"参与"的概念（生活活动中的参与，并在这方面可能受到的限制）。另外，"个人因素"和"环境"的背景因素已被添加，以反映在残疾的社会模式中这些外在的现实因素可能是身体结构和功能方面的问题是否成为"残疾"的挑战的重要决定因素（Rosenbaum 2007）。

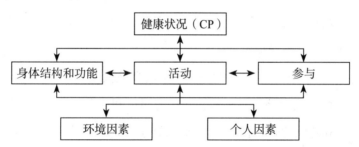

图 7.1　世界卫生组织"国际功能、残疾和健康分类"框架

请注意，这个多变量框架的几个组成部分都是相互关联的，说明这些概念彼此之间有直接的关系。在这方面 ICF 可以被认为是一个"动态系统"，这意味着干预或系统的一个元素的变化很可能会对生活的其他方面产生影响。还要注意，ICF 的语言是中性的而不是负面的（"身体结构和功能"而不是"残损"，"活动"而不是"残疾"，"参与"而不是"残障"）。

为了说明 ICF 如何在临床上用于脑瘫患者的个人案例分析，请参考病例 3 儿童的情况。

病例 3

希希是一名早产儿，孕 28 周出生，出生体重低于 1000 克。她现在已有 6 岁，并且有双侧痉挛型脑瘫（GMFCS Ⅳ级；MACS Ⅱ级）。她使用电动轮椅参加当地学校的残疾人课程，那里有适合她年龄的年级。她的总体健康状况良好，她配戴眼镜后，视力没有障碍，听力也很好，从来没有癫痫发作，也没有定期用药。她日常生活活动（ADL）有部分依赖，穿衣和上厕所需要帮助，但可以自己吃饭和使用电脑。

希希是一对年轻夫妇的两个孩子中较年长的一个。希希的母亲通常与她自己的母亲（希希的外祖母）一起到诊所。在学校，希希学习成绩很好，老师经常会让希希"跑到办公室里"，然后代表老师传递信息给同学。在校外，希希与她的朋友一起玩，并被邀请参加生日派对。

在最近一次来诊所时，希希的妈妈非常高兴地叙述了下面的趣事：几天前，希希的电动轮椅无法启动。妈妈问希希在花园里和朋友一起玩时，她的轮椅是否压过了草坪和花园的软水管 —— 希希否认了。妈妈将轮椅的马达盖打开，然后里面的水流了出来。希希的妈妈从未想到过有一天她的女儿会说谎——但是她非常高兴地讲述了这个故事，因为她觉得她女儿在自己的"恶作剧"中的表现和她掩盖自己"罪行"的行为，是她这个年龄段正常孩子应该有的。

希希在 ICF 框架下的情况：

·在**身体结构和功能**层面，希希具有双侧痉挛型脑瘫，GMFCS Ⅳ级，伴有潜在的脑室周围白质软化（PVL）。评估证据显示她的下肢挛缩，特别是在髋部、双侧膝盖和脚踝，左侧略明显。希希身体健康，在感觉功能方面没有明显困难，没有癫痫发作。

·在**活动**层面，希希在 ADL 方面需要一些帮助，但她一直寻求机会尽可能独立。她取得了很大的进步，可以自我进食，可以脱掉自己的上衣，但需要帮忙穿上裤子和内衣。她能够在她所适合年龄的阶段学习。

·在**参与**层面，她有朋友，并在学校被一名教师委任为班级信息员，因此老师确定希希有能力接受与之相关的挑战。关于轮椅故障的轶事说明了她积极参与她朋友的"恶作剧"，并承担因为这样的冒险产生的社交后果。

·在**环境因素**的层面上，她与一个妹妹住在一个完整的家庭中，还有外祖父母支持。她的父母意识到并支持培养希希能力的重要性，还对她的身体和社交功能在家庭和直接的社交圈中发挥功能有很高的期望。她能够使用轮椅在当地学校的普通班级上课。她的家里有一个能让她和朋友玩耍的花园。

·在**个人因素**的层面上，她显然是一个能融入社会、思想自主的孩子，她的能力已经得到了班主任的认可。同时有了父母的鼓励 ——也许是因为他们认识到她的主动性和她已经表现出来的能力—— 她正在努力成为尽可能生活独立的个体。

希希的情况概述展示了"案例分析"如何使人们（包括家长和专业人员）确定一个人情况的各种要素。这使创建出一个关于身体结构和功能问题的优势和能力框架成为可能，使用这个框架可以在第一时间对个体的各项情况给予关注。在这个（真实生活）案例中，年轻的家庭开始重视到他们女儿的能力，并被激励着去实现女儿即将出现的功能独立，尽管这样的功能独立有很大程度上的妥协，需要家人和专业人士寻找其他方法来促进孩子的发展。

这里需要注意的是，"生活质量"的概念不是 ICF 框架的一部分。这可能是因为 ICF 旨在提供人的"功能"（ICF 中的"F"）的各个组成部分的概述，而生活质量本质上是一个个人状态的评估，这与上述的分析框架是分开的。有关生活质量的问题我们将在第 12 章详细讨论。

对家长和从事脑瘫或其他神经障碍的专业人员来说，这些概念鼓励我们，在考虑干预措施时所涉及的范围是可以超越原始的 ICIDH 框架（Rosenbaum & Stewart 2004）所包含的仅仅对身体结构和功能的损伤进行"治疗"的概念。在许多治疗的传统概念中（通常是隐含的而非正式的），如果想要让该病人达到"正常"功能，治疗需要对脑瘫的基本问题进行补救（如果可能"修复"），例如肌张力过高、反射异常、强制性运动模式等。但事实上，在一些治疗方法中，常常阻止脑瘫孩子使用"异常的"站立和走路姿势，这样做的结果是，可能不仅让孩子受到了损伤带给他们的限制，而且还限制了他们本来应该可以达到的功能。

另一种方法，一种我们强烈认同的方法，强调通过任何（安全）手段实现功能目标都是可能的。事实上有一些研究证据（Boyce et al. 1995）认为脑瘫儿童应该先学习基本的"功能"技能，再开始提高他们运动模式的"质量"。这当然是与发育中的儿童在学习一件事情的时候的典型方式是一致的，例如，扶着家具转，在学龄前的几年里在获得良好的步行能力前需要先"蹒跚"学步，然后才能够获得更高级的"技能"——骑双轮自行车或者玩滑板。

Palisano（2006）已经展示了如何使用 ICF 作为分析个体的限制或加强功能可能性的依据，帮助我们识别每个人的个人相关方面。这种方法，其中包括识别一个孩子和家庭的优势，可能比将所有治疗"鸡蛋"放入"损伤"的"篮子"，并试图"修复"我们通常认为的无法修复的东西的方法更为丰富。

对 ICF 如何明确影响 2007 年的脑瘫定义（Rosenbaum et al. 2007）修订的评论是非常重要的。新定义谈到"活动限制"的明确含义，指出活动是儿童发育的重要方面。任何地方都不会再使用"正常"或"典型"等字眼，也不会再用更隐含的字眼。相反，这个版本的定义确定了身体结构和功能的潜在损伤对"活动"的影响。这个想法与由西澳大利亚集团（Western Australia Group）的流行病学家提出的概念（Blair et al. 2007）形成了重要的对比。在他们以流行病学为目的的脑瘫研究方法中，那些没有活动限制（功能）但有神经系统疾病的症状存在（身体结构和功能问题）的人也足以被贴上脑瘫的标签。修改后的脑瘫定义使用 ICF 方法，在其基本措辞上包括了对功能的重要关注。

ICF 似乎具有相当大的价值，在短短几年间已经吸引了比 ICIDH 更为广泛的关注。因此，例如，GMFCS（Palisano et al. 1997, 2008）在对脑瘫患者的粗大运动功能分类时明确提到了 ICF 的概念，包括强调"寻常表现"。我们强调这一点是因为思考关于"活动"（人们可以做什么）和"表现"（人们实际做的）是什么所带来的挑战，我们需要充分认识到这些相关概念之间微妙而重要的区别。现在，在这些概念中增加了"潜力"的概念——在能力中混合了有无机会和倾向来执行这项活动（Morris 2009）。

　　为什么这些概念很重要？在临床评估中，我们经常试图找出那个人的最佳能力（"能力"），作为他可能做到的事情和我们可能在治疗计划中重点关注的内容。我们只需要考虑如何在诊所中评估脑瘫患儿的移动能力——去除了物理障碍，看着他们在平坦（但不滑）的表面上移动，给予大量的口头鼓励等。但是，我们可能不会停下来考虑这个孩子是否真的想（并且被鼓励）继续做我们看到的他们在评估时可以做的那些活动。我们可能轻易就认为这孩子在拥挤、光滑或不平坦的表面上应该也可以像我们评估时那样移动，然后我们又继续对这个孩子无法完成这些功能的较差"表现"感到失望。我们也可能将一个人在完成他们可以做到的事情时的"失败"错误地理解为他们身体或心理方面的失能。但是，仅仅因为某人有能力进行一项活动，确实并不意味着他们在任何环境和任何情况下都可以完成这项活动，或者可以一直成功。

　　这三个相关但不同的概念——能力、表现和潜力——描述了人们能做什么事情和可以真正做到什么事情，这是一种新的重要思维方式，来帮助我们理解如何评估孩子，评估他们实际做了什么，以及我们如何才能做到帮助他们实现他们的目标，而不是我们的目标。很明显，关于如何在临床实践中使用ICF 的这些想法仍在不断发展（Rosenbaum & Gorter 2011）。我们相信，它们的采用和应用将会帮助家长和专业服务人员更好地在这些想法的背景下考虑干预目标。

参考文献

Blair E, Badawi N, Watson L (2007) Definition and classification of the cerebral palsies: the Australian view. *Dev Med Child Neurol* 49 (Suppl. 109): 33–4.

Boyce W, Gowland C, Rosenbaum P et al. (1995) The Gross Motor Performance Measure: validity and responsiveness of a measure of quality of movement. *Phys Ther* 75: 603–13.

Morris C (2009) Measuring participation in childhood disability: does the capability approach improve our understanding? *Dev Med Child Neurol* 51: 92–4.

Palisano RJ (2006) A collaborative model of service delivery for children with movement disorders: a framework for evidence-based decision making. *Phys Ther* 86: 1295–305.

Palisano R, Rosenbaum P, Walter S, Russell D, Wood E, Galuppi B (1997) Development and reliability of a system to classify gross motor function in children with cerebral palsy. *Dev Med Child Neurol* 39: 214–23.

Palisano RJ, Rosenbaum P, Bartlett D, Livingston MH (2008) Content validity of the Expanded and Revised Gross Motor Function Classification System. *Dev Med Child Neurol* 50: 744.

Rosenbaum P (1998) But what can you do for them? Editorial. *Dev Med Child Neurol* 40: 579.

Rosenbaum P (2007) The environment and childhood disability: opportunities to expand our horizons. Editorial. *Dev Med Child Neurol* 49: 563.

Rosenbaum PL, Gorter JW (2011) The 'F-words' in childhood disability: I swear this is how we should think! *Child Care Health Dev* doi:10.1111/j.1365–2214.2011.01338.x

Rosenbaum PL, Stewart D (2004) The WHO International Classification of Functioning, Disability and Health. A model to guide clinical thinking, practice and research in the field of cerebral palsy. *Sem Pediatr Neurol* 11: 5–10.

Rosenbaum P, Paneth N, Leviton A, Goldstein M, Bax M (2007) Definition and classification document. In: *The Definition and Classification of Cerebral Palsy*. Baxter P (ed.) *Dev Med Child Neurol* 49 (Suppl. 2): 8–14.

World Health Organization (1980) *International Classification of Impairment, Activity and Participation (ICIDH-2)*. Geneva: World Health Organization.

World Health Organization (2001) *International Classification of Functioning, Disability and Health (ICF)*. Geneva: World Health Organization.

第8章　脑瘫儿童及其家庭

概述

　　家庭是儿童成长和发育的环境，因此计划和实施与残疾儿童家长之间非常有效的联系和交流是非常必要的，这让家长可以更好地进入那个他们从未打算或计划过的世界，开启他们意想不到的人生旅程。我们首先要简要介绍非常重要的一点就是如何将他们的孩子被诊断为脑瘫的"坏消息"传递给他们，以及告诉他们接下来该如何向自己的家人和生活圈子里的人解释。我们还将介绍有关养育慢性病儿童对父母自身健康影响的研究证据。以家庭为中心的服务是建立在证据基础之上的服务，我们认为这对于和家庭服务有关的任何的"流程"都是非常必要的方面。之后，我们将对可以推动这个领域向前的研究方向进行概述。

　　疾病和残疾的传统的治疗理念侧重于生物医学方面的问题。干预措施常常是直接针对"身体结构和功能"的任何异常，力求可以将这些生物医学方面的异常进行最好的改善，过去，这通常是服务提供者唯一关注的方面。今天，正如第7章所讨论的那样，WHO 的 ICF 框架提醒我们要开阔视野并考虑其中的其他因素，即人们生活的"环境"方面的因素。对于孩子来说，最重要的环境就是他们的家庭（Rosenbaum 2007, 2008）。

　　这虽然是众所周知的，但仍需要在此正式地声明，像童年时代的所有情况一样，脑瘫的管理必须考虑到其家庭环境。脑瘫儿童的表现从来不会只是涉及他／她自身。他们的父母或家庭生活轨迹上的其他人（如祖父母或社区医生）会对儿童发育或功能产生担忧，正是这些担忧让他们带着孩子来看医生。因此很重要的一点是作为服务的提供者，我们在提供所有服务时都应该具备以下的意识和敏感性：我们的服务要针对脑瘫儿童父母及其家庭在逐渐理解自己的孩子发生了什么和他们应该如何最好地去抚养这个孩子的过程中所面临的所有挑战。

本章介绍几个关于家庭的相关主题。我们将从如何与家长沟通开始，比如如何传递"坏消息"给他们。然后在家长的允许下，为脑瘫孩子提供与更广泛的家庭和朋友交往的机会。我们就描述那些抚养"复杂生活"孩子的家长所面临的长期挑战和他们的健康状况的研究进行了汇报。最后，我们介绍医疗服务专业人员可以对家庭产生积极影响的行为和活动。

主题1：与家人沟通

告知"坏消息"：医生的第一责任

从事残疾儿童或其他有严重慢性疾病家庭工作的卫生专业人员，面临的最具挑战性的责任就是如何将"坏消息"传递给这些孩子的家人。我们相信医生必须接受这个责任，并且医生团队中的所有成员都需要了解所传达信息的内容。这一点很重要，因为在这项工作中除了医生之外，其他的团队成员如促进发育的治疗师等，都扮演着重要的角色，同时也因为我们信息传递的工作会对这样的家庭产生后续的影响。

不幸的是，有时新生儿科医生或儿科医生虽然意识到一个孩子有较高的发生脑瘫的可能性或者实际上一些孩子已经显示出早期临床征象，但是他们常常不会在面谈时适时地披露或传达这些信息。他们可能只会将这些孩子转诊给物理治疗师——我们认为转诊很重要。然而，那个接手孩子的专业人员紧接着就要面临与那些尚未明确了解自己孩子具体问题的家人进行沟通，并给他们建议。治疗师往往处于严重的不利地位，因为治疗师不能给出"诊断"。事实上，在许多司法管辖区，法律会阻止他们这样做，因为做出诊断是一种"指定的医疗行为"，只能由相关专业人士完成。我们十分强调提早将患者转诊给一位可以面谈时将信息适当"披露"给孩子父母，并持续与家人和临床团队合作的负责的专家（或至少是一位有经验的）医生。

专业人员通常将这"披露真相"的过程视作"不得已之恶举"——因为大多数人会在这一过程中感到极度不适并心生速离之意，所以常力图逃避或尽快了结。我们不仅害怕自己因孩子的病情遭到其父母的怪罪——即旧观念中"斩来使（shoot the messenger）"之意，也会对父母得知自己的孩子"永久残疾"等情况后的情绪反应感到不安。

重要的是我们要仔细地讨论这些问题，因为经验和文献都表明现实可能与这幅惨淡的画面有很大的不同，有效的沟通对所有相关人员都是有益的。

首先，我们需要认识到"告知"不是一个单一的"事件"或讨论，而是一个随着时间的推移展开的过程。也就是说，我们需要做好与家人就他们孩子的情况进行几次对话的准备，而不是幻想他们一旦被告知，就解答了他们心中所有的疑问，他们就可以和我们一起继续前行。他们对孩子情况的理解和诠释会在我们第一次谈话后的几天和几周内发生变化。我们讲清楚事实的能力可以使在这个案例中的所有参与者（包括其他专业人士）更好地了解实际的情况。这反过来可能会为我们提供一些信息，让我们能更好地理解父母对他们孩子的困境的认知及孩子的情况对他们思想和行动的影响。同时也可以为我们提供重新制订与之沟通的方法的机会——也许我们可以换一种陈述方式和用隐喻来描述我们对这个孩子和家庭的了解及对孩子的预后的了解。

当然，当我们知道或非常怀疑孩子有损伤或缺陷时，我们将首先与父母进行讨论。但是，对更广泛的情况和背景的简要考虑，表明我们是在父母已经了解到孩子的情况并且开始担心和焦虑之后才"告知"他们。他们要么已经自己搞清楚了问题的真相，要么已经同意了当初建议他们带孩子去检查的人的意见。总之，他们已经带孩子在诊所就诊并同意对孩子进行评估。他们已经事先有了解了，甚至他们所担忧的事和情况比我们将要和他们谈论的更加严重。换句话说，无论我们说什么都不是晴天霹雳，只是我们更明确地指出他们已经知道或者担心的事情。

在信息可以全世界共享（特别是通过互联网）和公众越来越了解情况的今天，很多父母已经研究出了他们孩子的问题是什么。那么，为什么他们会来找我们呢？

我们相信父母通常需要得到确定的情况、清晰的解释，了解在我们经验范围内的我们的观点、建议和优势，但他们很少对可能发生的事情完全没有概念。事实上，我们首先要问父母，他们最害怕的状况是什么，这样的提问方式对我们后面的谈话是非常有用的。因为这样，我们的谈话就可以至少部分地植根于我们意识到的这些问题当中，使我们能够确认或搞清楚他们的想法。

有些文献清晰一致地提供了告知访谈和流程的几个要素（如 Cunningham et al. 1984）。父母希望医生在知道消息的时候就告知他们。他们希望私下一起被告知。他们想要获知真相，但是希望我们在讲述时可以用他们能够理解的语言。他们希望留得一线希望，希望可以掌控病情讲述的节奏（Cassel 1982）。以家庭能接受的节奏陈述事实（我们认为应该这样做）与讲明我们所知道的一切事实（如在临床中向学生灌输一切关于脑瘫的知识）之间是存在巨大差异的。

值得注意的是，同样的话语，即使问的是很直接和适当的问题（例如，什么是脑瘫？），如果提出问题的背景不同，也会呈现完全不同的意思。想象一下我们怎样和那些刚刚被告知了孩子诊断结果的父母交谈，而当我们的学生和学员问我们脑瘫是什么的时候，我们又是如何从学术的角度回答他的。我们给父母的答案应该总是集中在他们孩子的能力和问题方面——Seigler（1975）称之为"预测"，相反地，与学习者之间的对话可能更加广泛，而不是仅仅局限在"这个孩子有这些临床表现"方面。

我们如何控制说出信息的节奏是这种交流类型的挑战之一。当我们对那些心理防线已经出现问题或者无法承受潮水般的细节的人们一下子给出过多的信息的时候，我们将错失与之有效沟通的机会，然后将对方"淹没"在信息的"海洋"中。因此，按孩子父母的节奏来主导谈话是非常重要的。

在首次谈话结束时，我们要询问一下孩子父母，当他们回到家里时，哪些人会打电话问他们关于今天我们谈话的情况。我们要问他们将如何回答这些人（通常是焦急的祖父母或外祖父母）。如果孩子父母的回答是我们将把你们所说的原话告诉他们，这时我们就可以跟他们进行一次角色扮演，我们扮演打给他们电话的人，尽量让他们用自己的语言去表达和解释。这是一个非常有用的方法，用来学习父母们如何将自己听到的事情解释给别人听，这也为我们提供了一个即时的机会，让我们听到孩子父母对我们所讲的内容的理解，同时可以适时纠正他们理解错误的地方。

无论是临床经验还是文献报道都表明，哪怕是在几年之后，孩子父母还是会生动地记得自己第一次被告知时的情况，特别是在此过程中情绪高涨的阶段。他们会记住好的经历（当这个"告知"节奏掌握得很好，贴切并满足他们的需求），也会记住那些特别不愉快的经历，比如他们觉得这个医务人员非常不识相，非常无礼或高傲。至少我们认为这个初步印象非常重要，因为它可能会直接影响到孩子父母对我们的信任，甚至这个影响会贯穿以后的整个诊疗过程，他们会因为这个第一印象不好导致他们不关心是否与我们沟通。

孩子父母还能在哪里获取他们需要的信息？直接问问他们从哪里听到或者读到的信息，这样可以很容易打开话题。他们常常读书，或从其他特殊儿童的父母那边听取消息，接受其他几乎所有人的建议。当然，在当今社会，网络是一个即时的、强大的、无处不在的信息库。其中的信息包含各种非常有用的和可以信任的信息来源，也充斥着那些未经证实的神奇疗法的广告和推荐。但是，没有一个网站内容是在"量身"地讨论这个家长的孩子的。这就让孩子父母不得不处于一个必须权衡的状态，他们需要把得到的一切复杂的建议综合起来考虑，这其中还有不少是相互矛盾的说法，其中很多治疗方法和治疗计划甚至都远远超过我们现在可以提供的范畴。关于这些内容，我们曾经在"替代"治疗方法中讨论过一些（Rosenbaum 1997, 2003; Rosenbaum & Stewart 2002），但基本理念与父母所接触的所有信息相关。这些问题也将在第 11 章中继续讨论。

告知"坏消息"：跟进

多年来，一个有用且有趣的经验是在首次告知后的几天内再与孩子父母见面，重新谈一次相关的问题。在这第二次谈话中，我们还尽量为孩子父母提供机会，允许他们将家中希望听到可靠消息的人一起带来，通常为祖父母、外祖父母、亲密的朋友、保姆、阿姨、叔叔及家庭医生等——任何对于孩子父母很重要的人或应该参与进来的人。这一过程的很多方面都需要被强调。

首先，当我们第二次见面时，我们要求孩子父母用他们自己的话告诉我们他们现在如何理解孩子的情况及他们如何解释给别人听。我们倾听他们对病因、功能预后和可以开展的康复干预的理解——无论他们怎么说，都可以帮助我们理解他们正在如何处理和解释他们家庭困境的"事实"。

第二次谈话为我们再次提供了一次聆听孩子父母的机会，听取他们对我们在第一次告知中提供给他们的那些信息的解释。从中我们发现那些他们可能存在误解的地方，找出这次可以再解释给他们听的内容。我们会问他们自上次见面以来听到 / 读过 / 发现了什么，因为孩子的父母及其他家人总是会自己去研究，也常常因为这些他们自己的研究而衍生出很多问题。这些新的信息是否能在这些特殊的孩子身上实施和怎样实施，以及这其中提供的具体的细节可以更广泛地帮助人们理解以下特定的事实：对于脑瘫的成因或治疗在某些情况下可能是相关的，但在有些情况下则不相关。我们认为这种公开讨论有助于孩子父母与我们建立信任关系——我们相信这样的信任关系对父母和我们之间的共同工作和我们代表的系统非常重要。

其次，这种会谈的作用是为那些孩子父母最信任的人，如他们自己的父母或兄弟姐妹，提供了问那些有时他们自己害怕问的问题的机会。在很多场合，我们都见过某个叔叔或阿姨成为父母的家庭发言人。假设这种安排符合家庭的需要（鉴于这些人被邀请参加这次讨论），那这就是一个讨论的机会，借此可以讨论在之前的私人家庭讨论中可能存在的许多问题。这些问题可能包括如果再生一胎的话，患脑瘫的可能性（不管是父母还是其他相关的家庭成员关心的问题）；最新的干预方法是传统的还是替代的和互补的。每个参与会谈的人都能同时接触到同样的信息，这样可以让他们更有可能在以后的共同讨论中理解和回忆这些信息。

最后，我们需要意识到很多的孩子父母是"上有老下有小"的一代。因此祖父母这一代人的潜在贡献和特殊地位就显得很重要。作为研究发育的学者，我们工作的对象是患有脑瘫的孩子和年轻人的父母。我们知道他们的角色是父母，同时又是成年人。但我们又很容易忘记他们同时也是他们父母的孩子，因此很有可能被他们脑瘫孩子的祖父母一代用相同的方式对待。总之，作为父母，祖父母这辈人同样也很担心他们孩子（成人）的困境。因此，例如，他们努力支持和保护他们的"孩子"，祖父母可能会试图淡化孩子父母从我们这里听到的事情的严重性。这可能会让孩子父母处于一种不快的境地，即不得不信任（或怀疑）其中一方的信息（医生的或祖父母的）同时支持另一方。

一方面，作为老一辈人，祖父母可能会用现在看起来比较"老式"的想法来考虑脑瘫或残疾。我们需要帮助他们获得对这些问题的"现代"的看法。如果他们以前了解过有人患有脑瘫（例如他们的同学、家庭成员、朋友的孩子、社区中的某个人），这样的经验会让他们从非常消极转为非常积极。无论如何，这些特殊的经历需要被确定并加入讨论当中，因为它在某种情况下可能会影响家庭内部的讨论。

另一方面，当然，祖父母通常有更多的时间和金钱，以及对我们首要关心的那些年轻父母来说非常宝贵的观点、智慧和生活经验。祖父母应该在父母的允许下参与照顾孙辈，这样可以为年轻父母们在这个复杂的"旅程"中提供更多的支持。

很明显，任何时候与全家人会面都是一个难得的机会，通过这种机会我们可以了解孩子父母扩展网络的可用性，以及孩子父母调动可能对他们的孩子和他们自己都有帮助的资源的能力。这同时也为他们自己家庭的担心和忧虑提供缓冲，我们所希望的是专业的治疗人员可以与孩子父母之间建立安全的关系，从而更好地提供专业治疗。请注意，这只是如何在我们所开展的工作中使用强调优势策略的众多例证之一：努力让家庭认同并建立以自己的孩子和家人的优势和资源为基础的策略，这是他们做任何事情的基石。

主题 2：残疾对父母健康和幸福的影响

越来越多的证据开始集中在"脑瘫与家庭"这个相对未被充分认识的领域，证据表明孩子的残疾（包括但不仅限于 CP）对其父母的身心健康有影响（Brehaut et al. 2004, 2009; Lach et al. 2009）。无论是使用临床研究的结果（Brehaut et al. 2004）还是基于人口调查的数据（Brehaut et al. 2009; Lach et al. 2009），有充分的证据显示养育患有早期的慢性疾患和残疾（包括脑瘫）的孩子，将对其父母的健康和幸福造成相当多的影响，这些影响会强烈而持续伴随在整个养育过程中。

有人会认为有这种可能的因果关系：正是由于孩子父母的健康问题导致了他们的孩子出现发育问题的风险增加。实际上，某些发育障碍疾病可能是这种情况，但是到目前为止，许多健康和残疾的问题都与社会经济成反比状态。此外，还存在社会人口学梯度对儿童的健康和发育的不良影响。因此人们很容易假设父母的健康问题"导致"儿童残疾。

当然，同样似是而非的一个解释是以上谈论的这些内容与一个常见的第三因素相关并且共同变化，这个第三因素的名字叫"社会经济劣势（socioecon-omic disadvantage）"，这个因素可以以任何形式的机制产生作用。（另见第 4 章和第 6 章，其中包括因果关系问题的讨论。）

从目前对脑瘫成因中因果关系的理解来看（Stanley et al. 2000），父母的健康问题不太可能导致"脑瘫"。然而，即便在那些确实存在父母的健康问题对孩子出现脑瘫有影响的案例中，养育一个健康和发育都长期有问题的孩子仍旧很有可能导致父母压力过大，从而对父母的健康造成影响。同样父母的健康变化也会反过来对孩子的发育和幸福感产生重要的影响。

与其他神经发育疾病一样，脑瘫传统上被认为是"儿童"本身的问题，这是我们需要明确识别以上问题的原因。我们认为，必须扩大我们在儿童残疾方面的工作视野，以认识到孩子父母在其中扮演的角色及养育这些面临持续挑战的孩子对其父母的影响。我们喜欢考虑采用"以孩子为中心"的策略来应对脑瘫或其他神经疾患的挑战。接下来我们需要扩大实施这一策略的范围，重视我们对父母幸福感的认识，把关注整个家庭的需求作为我们能最大程度帮助孩子的一部分。

在临床上，儿童神经系统异常的这一方面相对较少受到正式关注。因此，关于到底是残疾儿童的哪些方面与父母压力相关及其如何引起父母健康问题的因果关系还有很多没有搞清楚。这是一个有前瞻性的纵向研究领域，来探讨和发现慢性压力对人体的影响机制及其中许多压力的潜在可预防性。

这里有一定数量的养育具有复杂生活情况的孩子家庭障碍的"常理"。（这些就是我们常常说的"人人都知道"的道理。）例如，人们普遍认为有残疾儿童的家庭较正常家庭有更高的离婚率。

文献的研究结果只是表明了一种趋势，但远远未达到下定论的程度。我们的小组在 25 年前就探讨了这些问题，当时我们找不到一致的证据来支持这个见解（Cadman et al. 1987）。在一项大型的基于人口学的加拿大照顾者的健康研究中（Brehaut et al. 2009），有慢性疾病儿童的家庭婚姻满意度与正常孩子的家庭没有差异。类似的，Lundeby 和 Tøssebro（2008）从挪威超过 2600 个家庭数据中研究发现，养育残疾儿童的家庭其结构类似于其他正常家庭。Seltzer 等人（2001）的报告也指出，与正常家庭的样本相比，具有发育或行为问题儿童的家庭中婚姻相关指标并无差异。另外，Hartley 等人（2010）最近的一项研究显示，自闭症谱系障碍儿童家庭的婚姻破裂比例明显高于与之匹配的对照组家庭。

毫不奇怪，证据已经证实了婚姻关系的力量对父母的幸福是很重要的（Kersh et al. 2006）。这类观察都支持的观点，即包括家庭幸福在内的服务策略的重要性，将在下一主题中阐述。

主题3：照护的"过程"——以家庭为中心的服务

在脑瘫和其他神经异常儿童影响的家庭中，我们相信以家庭为中心提供服务的必要性（Rosenbaum et al. 1998）。

> 以家庭为中心的服务由一系列价值观、态度和策略组成，目的是为有特殊需要的儿童及其家庭提供服务。以家庭为中心的服务承认每个家庭都是独一无二的；家庭成员是孩子生命中不变的部分，且他们是孩子能力和需求方面的专家。家庭与服务提供者合作就如何为儿童及其家庭提供服务和支持做出明智的决定。以家庭为中心的服务，将考虑所有家庭成员的优势和需求。

> CanChild（2003a）

引入的这些观点为与家人建立沟通和关系的重要性提供了理由。在很多方面，父母和他们的孩子一样，都是我们的"服务对象"。在首次就诊时，我们的沟通和联系就此建立。父母是孩子的领导者和决策者，我们必须向他们提供最好的信息和观点，我们必须尽最大努力回答他们的问题。因此，随着时间的推移，我们与他们发展的关系的性质和质量都非常重要。

通过与家庭建立伙伴关系，我们使父母成为孩子的生活引导者。然后，我们回答那些他们认为对他们的孩子和家人重要的问题。Ketelaar及其同事的一项出色研究（2001）成功地为我们展示了一个良好的临床例子，一种尊重父母（和孩子）选择临床决策的影响和成功。他们的随机临床试验证明，当治疗和服务旨在实现由父母和孩子共同制订的目标而不是专业人士的目标时，疗效明显更好，并且通常是用较少的干预方法达到了更好的结果。

目前衡量父母对以家庭为中心的服务的体验是可行的（King et al. 1996）。这项工作开始是为了探索以家庭为中心的服务是否真正重要。通过一项横断面观察研究，将服务实施的"过程"和父母满意度，以及治疗服务给父母带来的心理健康方面的压力的结果联系起来（King et al. 1999）。在其他国家进行的相同的这项研究（如 Siebes et al. 2007a, b）为我们提供了父母体验服务的方式（即他们被认为是以家庭为中心的程度）与父母的幸福相关的明确证据。

有证据表明，更高的满意度与更好的治疗建议的依从性相关。从逻辑上讲，为家庭服务的过程非常有可能影响家庭信任、尊重和遵循我们的建议的程度。这里面有关于如何提供以家庭为中心的服务的过程和内容（CanChild 2003b）的免费指南。所以这种服务方法应该很容易实行。

主题 4：未来需要研究的一个问题

最后，值得考虑一个问题，据我们所知，对于这个问题尚未有研究证据，但这个想法的提出，可能对父母更好地了解孩子的情况非常重要。我们相信，给父母介绍的关于脑瘫儿童的观点可能会影响到他们对孩子的判断，对孩子的状况的了解，他们作为父母的角色情况，以及改变他们孩子的生活的力量和努力的程度。

一方面，如果我们将脑瘫描述成一种永久性的"脑损伤"，对这种损伤本身我们无能为力，这样我们就很容易传递给他们这样的观点，那就是他们的孩子的情况不可逆转或损伤无法被"修复"。这样的大脑将永远不会"正常"，直到干细胞或其他未来的治疗方法被证明是有效的，但从医学的角度来看，几乎没有什么可以是有效的。虽然以上情况可能是真实的——至少在 21 世纪早期的生物医学方面来看，因为我们还不能替换大脑受损的部分——听到这样的信息可能会让父母对他们的孩子感到绝望。

另一方面，我们相信我们必须始终向父母传达他们的脑瘫的孩子首先是一个孩子——成长、发展、改变、学习、"成为",这是孩子的本质。我们需要记住(Rosenbaum 2009),"发育性"残疾只是一种条件,这种条件是会或可能会影响孩子发育的轨迹,即使孩子的生理系统由于损伤的存在,在其运行时与正常孩子不同,我们也应该尽我们所能帮助其父母促进孩子的发育。这就意味着,我们不需要那么"斤斤计较"那些被认为是孩子需要获得的"正常"的东西——因为这样的想法在任何情况下都是对我们和孩子父母没有帮助的,而且这是非常狭隘的观点。

相反,我们需要帮助孩子父母把着眼点放在那些可以在最大程度上促进他们的孩子尽可能成为一个有能力、有自信、独立的人的长期目标上,即使这样的发展道路可能与正常的发展模式在一定程度上有些不同。我们的经验是父母可以理解这些想法,并在我们的帮助和支持下可以将这些想法铭记于心,以此来照顾他们残疾的孩子。

我们希望父母有能够识别孩子的能力并意识到他们的独特气质、可发展性及其他使之成为一个独一无二的个体的能力。我们与孩子父母谈话时,经常问他们想将孩子哪方面的东西作为炫耀的"资本",以这类话题来开始与他们的谈话。这个可能会让一些父母感到意外,但他们常常有很多答案。这种方法也向父母发出信号,我们希望他们有机会感受到来自孩子的快乐和自豪,而不是总是假想事情总是无法实现的。一项探索性研究立场鲜明地表示,这种与孩子父母沟通的方式非常有益,很受家长的欢迎。

参考文献

Brehaut J, Kohen D, Raina P et al. (2004) The health of parents of children with cerebral palsy: how does it compare to other Canadian adults? *Pediatrics* 114: e182–91.

Brehaut JC, Kohen DE, Garner RE et al. (2009) Health among caregivers of children with health problems: findings from a Canadian population-based study. *Am J Public Health* 99: 1254–62.

Cadman D, Rosenbaum P, Pettingill P (1987) Prevention of emotional, behavioral, and family problems of children with chronic medical illness. *J Prev Psychiatry* 3: 147–65.

CanChild (2003a) http://www.canchild.ca/en/childrenfamilies/resources/FCSSheet1.pdf (accessed 4 January 2011).

CanChild (2003b) Available at: http://www.canchild.ca/en/childrenfamilies/fcs_sheet.asp (accessed 26 November 2010).

Cassel EJ (1982) The nature of suffering and the goals of medicine. *N Engl J Med* 306: 639–45.

Cunningham CC, Morgan PA, McGucken RB (1984) Down's syndrome: is dissatisfaction with disclosure of diagnosis inevitable? *Dev Med Child Neurol* 26: 33–9.

Hartley SL, Barker ET, Seltzer MM, Floyd F, Greenberg J, Orsmond G, Bolt D (2010) The relative risk and timing of divorce in families of children with an autism spectrum disorder. *J Family Psychol* 24: 449–57.

Kersh J, Hedvat TT, Hauser-Cram P, Warfield ME (2006) The contribution of marital quality to the well-being of parents of children with developmental disabilities. *J Intellect Disabil Res* 50: 883–93.

Ketelaar M, Vermeer A, Hart H et al. (2001) Effects of a functional therapy program on motor abilities of children with CP. *Phys Ther* 81: 1534–45.

King G, King S, Rosenbaum P, Goffin R (1999) Family-centred caregiving and well-being of parents of children with disabilities: Linking process with outcome. *J Pediatr Psychol* 24: 41–52.

King S, Rosenbaum P, King G (1996) Parents' perceptions of care-giving: development and validation of a process measure. *Dev Med Child Neurol* 38: 757–72.

Lach LM, Kohen DE, Garner RE (2009) The health and psychosocial functioning of caregivers of children with neurodevelopmental disorders. *Disabil Rehabil* 31: 741–52.

Lundeby H, Tøssebro J (2008) Family structure in Norwegian families of children with disabilities. *J Appl Res Intellect Disabil* 21: 246–56.

Rosenbaum PL (1997) 'Alternative' treatments for children with disabilities: thoughts from the trenches. *Paediatr Child Health* 2: 122–4.

Rosenbaum PL (2003) Controversial treatment of spasticity: exploring alternative therapies for motor function in children with cerebral palsy. *J Child Neurol* 18: S89–94.

Rosenbaum P (2007) The environment and childhood disability: opportunities to expand our horizons. Editorial. *Dev Med Child Neurol* 49: 563.

Rosenbaum P (2008) Families of children with chronic conditions: opportunities to widen the scope of pediatric practice. *J Pediatr* 153: 304–5.

Rosenbaum P (2009) Putting child development back into developmental disabilities. *Dev Med Child Neurol* 51: 251.

Rosenbaum P, Stewart D (2002) Alternative and complementary therapies for children and youth with disabilities. *Infants Young Child* 15: 51–9.

Rosenbaum P, King S, Law M, King G, Evans J (1998) Family-centred services: a conceptual framework and research review. *Phys Occup Ther Pediatr* 18: 1–20.

Seltzer MM, Greenberg JS, Floyd FJ, Pettee Y, Hong J (2001) Life course impacts of parenting a child with a disability. *Am J Mental Retardation* 106: 265–86.

Siebes RC, Maassen GH, Wijnroks L et al. (2007a) Quality of paediatric rehabilitation from the parent perspective: validation of the short Measure of Processes of Care (MPOC-20) in the Netherlands. *Clin Rehabil* 21: 62–72.

Siebes RC, Wijnroks L, Ketelaar M, van Schie PE, Gorter JW, Vermeer A (2007b) Parent participation in paediatric rehabilitation treatment centres in the Netherlands: a parents' viewpoint. *Child Care Health Dev* 33: 196–205.

Siegler M (1975) Pascal's wager and the hanging of crepe. *N Engl J Med* 293: 853–7.

Stanley F, Blair, E, Alberman E (2000) *Cerebral Palsies: Epidemiology and Causal Pathways*. Clinics in Developmental Medicine No. 151. London: Mac Keith Press.

第三部分

脑瘫的临床视角

第9章 脑瘫的临床识别、诊断和评估

概述

在本章中，我们首先讨论可以由家长来汇报的脑瘫的表现范围。有时候还没有发现已知的、潜在的将危及发育的产前和／或新生儿因素。在其他时候，怀疑孩子患脑瘫的风险会相对较高。无论在任何一种情况下，重要的是要对母亲的生物医学背景和孩子的早期病史进行系统的评估。对孩子的整体性发育及系统的神经检查和功能评估应同时进行。之后，我们延伸到可能需要进行的进一步的调查和检查的细节。最后，我们概述一旦和家长谈话过程完成后，为支持家庭全面管理计划我们应该采取的行动。

对孩子患脑瘫的可能性的怀疑往往是基于在产前或围产期时有高危因素的病史。在婴儿的发育早期，专业人员还没有将这样的考虑或问题传达给孩子父母时，父母或家庭成员经常通过自己的观察来判断孩子有发育障碍的可能性。

从专业人士的角度来看，我们需要考虑的问题是"我们在做出正式诊断之前这个婴儿或孩子'看起来像什么'？"和"造成父母担心孩子运动发育的早期症状是什么？"。这里要适当强调的是，虽然我们的主要关注点是脑瘫，但是本章中提到的原则和许多细节同样适用于其他神经发育疾患。

一、家长关注点的表述

在大多数情况下，患有脑瘫的儿童在早期发育过程中会表现出一些"缺陷"。父母注意到他们的孩子很难达到运动发育的一些"里程碑"，他们知道这些"里程碑"是正常的典型发育的一部分。他们的观察结果可能基于他们以前与其他孩子相处的经历或与朋友的孩子对比的结论，以及家人或相关的亲属对孩子的评价。他们可能会评论他们的孩子感觉"僵硬"或者"松软"，或者可能会注意到孩子身体功能的不对称。不管这些人是否生过其他孩子或者读过关于儿童发育的书籍，他们通常都会对婴儿何时能达到头部和躯干控制、坐、翻身、腹爬和四点爬行、拉起站立及行走等这一系列技能有所了解。

父母对孩子明显困难之处的解释可能有很大差异，部分取决于个人情况。例如，如果孩子是早产儿，其父母通过围产期和新生儿期的课程及在新生儿重症监护室我们回答他们关于"这些婴儿"如何发育的问题，就已经预见到孩子的发育可能存在问题（Rosenbaum 2006a）。他们也可能会忘记对于早产儿我们使用矫正（"纠正"）的月龄。这使我们能够根据孕周的概念而不是"生日"的年龄来评估发育。如果父母生的是双胞胎或三胞胎，父母常常会为有运动发育困难的那个孩子找借口，或者相反地，觉得发育最快的那个是"正常"的，而其他的都是"落后"的。在后一种情况下，专业人员的任务是判断出孩子哪些才是真的"异常"，这可能需要长期地对孩子进行重复观察（Rosenbaum 2006b）。

有时孩子发育困难的表现可能非常微妙。这时父母不仅不担心孩子在运动发育方面的差异，还可能对一些他们自己发现的认为是高级的运动技能而感到自豪。他们会把自己女儿的下肢伸肌张力和尖足站立——那些提示有上运动神经元损伤的痉挛型脑瘫儿童常伴发的症状——解释成自己女儿将来可能适合跳芭蕾舞。他们可能会说："你看我孩子的伸肌多强壮啊！"这是将"痉挛"与"运动能力超常"混淆了。他们可能很高兴自己的孩子像父母或祖父母一样左撇子，于是再次把偏瘫的早期迹象，错误地理解成了高级运动技能的指征。因此，认真倾听父母对孩子"超常的"粗大和精细运动能力的描述并仔细考虑对孩子运动表现和运动评估结果的解释，认真核查这里面是否真的有问题。

如下面进一步详述的，充分考虑父母陈述自己孩子情况的各种可能性是非常重要的，包括孩子是否被按照一个发育的整体来看待，以及是否存在可能影响临床表现解释的家庭和社会环境因素。

二、标准化的"筛查"

只有在孩子出生后，才能进行任何形式的详细的神经学评估。关于是否所有新生儿都应该接受详细的神经系统检查（对每个人进行脑瘫"筛查"），或是否应该只对那些可能存在神经功能异常情况的孩子进行筛查的争论仍在继续。

笔者对在社区层面进行普遍的脑瘫筛查持相当怀疑的态度（Al-Qabandi et al. 2011），主要基于以下几方面的原因：第一，我们知道，目前还没有研发出被证明了的、非常有敏感性和特异性的、可以用于脑瘫社区筛查的工具。第二，那些被归类"假阳性"和"假阴性"的孩子的家庭有相当大的会受到很大负面影响的潜在可能性。第三，早期儿童发育表现出相当大的可变性，而且除了那些最明显的"严重"损害情况，神经发育早期"征兆"的临床意义通常很难解释清楚。第四，与苯丙酮尿症或先天性甲状腺功能减退症的筛查（常被其他人用来建模的经典筛查案例）不同，对于脑瘫婴幼儿或儿童，没有已经证实的有效的、特异性的"治疗方法"提供给他们。事实上，在许多社区，发育性评估方面的服务往往需要等待很长时间。出于这些原因，我们建议，除了在所有新生儿筛查时进行一些相关的参考性的检查之外，还要认真监测那些有已知的神经发育高风险的儿童（接下来讨论）和在这些特殊儿童中发现的案例。

有趣的是，这方面可用的检查方法各不相同，从所谓的"经典的婴儿期的神经系统检查"方法（其预测价值不确定）到一些观察类评估，如 Precht 和他的同事们发明的全身运动评估法（Einspieler et al. 2005）——这个方法似乎可以作为之后是否存在发育性挑战的有用的指标。然而，早期的异常发现和脑瘫后期的临床表现之间的相关性并没有建立在人口学研究基础之上。但是，至少所有新生儿都需要全身的儿科检查，如头围的精确测量。

那些明显早产的婴幼儿，那些无论任何原因都被认为有较高的神经生理异常风险的儿童，那些显示出神经生理方面异常特征（如癫痫）的儿童，以及那些有畸形特征的儿童，也确实需要进行更详细的检查。

人口学研究中非常重要的是必须有机会随访，还需要有健全的评估过程和任何调查结果与出现的儿童临床功能之间的相关性的报道（Rosenbaum et al. 2009）。有关该主题的详细回顾，请参考 Cioni 和 Mercuri（2008）的文章。

三、临床病史：母婴特征

当孩子有脑瘫可能时，儿科医生和神经科医生会在检查中寻找哪些特征？毫无疑问，首先要评估的要素是孩子的病史。找出可能对孕期造成健康问题的孕产妇和家庭因素的病史（如糖尿病或流产史）是非常重要的。同时，孩子在胎儿期宫内的运动情况对判断胎儿"发育史"是否存在风险是非常有帮助的，比如在孕期特定时间的胎儿在宫内运动模式的变化可能会作为产妇或与怀孕相关问题的证据。

像早产和多胎（包括双胞胎其中一胎在孕期死亡），这些明显的因素会增加对孩子目前的发育问题是"脑瘫"的可能性的怀疑，同时医生也会怀疑造成脑瘫的原因与孩子的早产和多胎的因素有关系（另见第 3 章，其中讨论了因果关系问题）。此外，当然，关于上述这些孩子，孩子父母对他们功能的叙述也将为判断孩子是否有发育问题提供一些线索，同样，祖父母或父母信任的人对孩子类似的关注点也可以为我们提供线索。

无论婴儿足月出生还是早产，他们的出生状况都需要复查。那些与正常范围相关的基本数据，如出生体重和头部大小，以及在新生儿期的表现等都需要评估。他们的新生儿表现有没有心肺功能缺陷的问题？阿普加评分如何？有没有酸中毒的证据？是否被要求进入新生儿重症监护室？是否有新生儿癫痫发作的脑病？经口喂养有困难吗？是否有明显的黄疸或新生儿败血症的证据？是否进行过神经学检查，包括脑电图和影像学研究？如果有的话结果如何？这些问题在各种文献中得到了全面回顾 [参见，例如，Rennie 等人（2008）及 Levene 和 Chervenak（2009）的文章，其中的文献应该作为进一步参考的细节]。

孩子的病史还包括从其父母或照顾者那里收集来的有关孩子当前能力的最新的信息。这些信息包括粗大运动、精细运动和口部运动功能，以及视觉、听觉、语言、认知功能、行为和社交技巧。我们发现，将这些信息制作成一份清单或备份，对确保找到和记录所有重要信息非常有用。当然不只是收集到数据，还需要从这些临床检查的数据中找出相关联的部分，详见下一部分内容。

四、脑瘫儿童的临床检查

（一）一般评估

关于如何最大程度地鼓励孩子及其父母或照顾者参与咨询和评估的描述，不属于本章讨论的范围。同样，新生儿的一般检查和神经系统检查的细节内容也不在我们讨论的范围内，对于所有这些问题，应参考各种其他文献，如 Forfar 和 Arneil 的文章（McIntosh et al. 2008）。

相反，在本节中，我们将重点放在一些关键点上，即当我们在检查那些被怀疑患有脑瘫或其他神经系统疾病而被转诊来的儿童时，应该如何考虑、记录和评估。我们也应该表明，我们这里主要指的是医疗检查，这绝不会取代由心理学家和治疗师进行的标准化的检查和其他有特定目标的临床评估。

对儿科检查人员来说，检验我们所做的检查到底需要达到何种复杂和细致程度的方法就是问这样的一个问题："我们获得的信息是否足够向家人写一份明确的解释性说明，或给一位专业的同事写出一封有用的转诊报告？"

我们首先强调，在观察时要随时抓住机会，即使我们的观察记录需要严格系统化。事实上，运动功能评估的大部分内容——姿势控制、上肢和手部功能及下肢活动，都可以在采集病史的过程中观察到。如果我们在评估的过程中有机会测试下肢关节活动度，就趁机测量，尽量避免重复的测试带来的不必要的困扰。我们倾向于在测试结束时测量头围并可以将一条漂亮的羽毛粘到卷尺上将它制成头饰，这个方法对年龄较大的英国儿童极有吸引力。

在临床评估中要不要采用拍摄照片和视频的手段是需要讨论的。毫无疑问，进行之前首先需要患者及其家属的完全知情同意。关键问题是对于临床记录中的照片的原始同意书只能适用于当时采用的临床医生，不能自动转换为以后的医生的同意书。因此，我们建议只在特殊情况下使用照片和视频的做法，目的是为了解决一些特殊的和有时间限制的问题。现在，孩子父母会越来越多地带家中的视频一起到诊所，当然如果有在诊所之外才能捕捉到的特殊方面的行为或功能表现最好，我们也可以让孩子父母这样去记录并带给我们。

评估的基本要素是什么？首先应该是一般介绍。比如，孩子是清醒的、有回应的吗？他们的社交发育水平是否适当？

如果孩子存在畸形的特征，则需要仔细评估其他家庭成员的外观。那么，查看家庭照片和孩子的早期照片可能会对此有所帮助（也许可以通过要求家人带上他们的"宝贝相册"）。

在需要临床判断的某个阶段，孩子需要脱掉衣服，至少只剩内衣。对所有儿童的体重、高度（或长度）和头部尺寸应系统性地记录和绘制图表。我们建议使用 Day 等人（2012）发布的图表，可以比较不同严重程度的脑瘫的权重（见附录四），这个表是可以被引用的，并可作为临床随访的一部分。

（二）神经学评估

神经系统检查始终应该是儿童临床检查的重要组成部分，虽然其详细的程度可能取决于孩子的配合程度和机会等因素。

在这种情况下，非常有帮助的事情是观察和评价孩子的姿势和姿势控制，无论是在孩子休息时还是在活动时，以及关节活动范围和是否存在任何挛缩和畸形，包括存在任何脊柱侧凸的异常。必须注意两侧的不对称性，如果存在不对称，这可能是生长受损或功能受损或两者兼有的结果，尤其是偏瘫的儿童常有这样的表现。还需要注意是否存在任何不自主运动，以及是否存在由于协调性受损而影响粗大运动、精细运动或运动功能的情况。

　　只要有可能就应该对肌张力进行评估。我们必须记住，肌张力的临床检查是用来判断儿童是否有明显的皮质脊髓束（锥体束）或明显的锥体外系运动异常或确定的小脑功能受损。从对痉挛、肌张力障碍和肌张力低下这三种常见的肌张力变化的定义和理解方面来看，肌张力评估可能特别具有挑战性，因为这是三种脑瘫常见的肌张力异常，但不同的作者或临床医师对这三者的表述常常不同（参见 Sanger et al. 2003, 2010）。我们发现，临床上最适用的痉挛定义是速度依赖性的肌肉对牵张反应的阻力增加。肌张力障碍型脑瘫存在不随意的肌张力的波动。此外，评估是否存在肌肉无力并将其与肌张力低下（肌张力降低）区分开来也是非常重要的。如第 4 章所述，我们建议使用 SCPE 对运动损伤的分类策略（Cans 2000）。

　　（三）功能评估

　　接下来我们就应该从病史和临床检查中考虑粗大运动功能状况。这常用 GMFCS 的级别来表述，拷贝一份扩展和修订的 GMFCS（Palisano et al. 2008）作为桌面工具是非常有用的（可在 http://www.canchild.ca/en/measures/gmfcs_expanded_revised.asp 上免费获取，见附录一）。需要特别注意头部姿势和头部姿势控制程度，无论孩子是否可以独立坐着或需要支持坐着，以及是否有独立的翻身、移动（孩子用背部支撑在床面滑动）或爬行的能力。同时，注意孩子是否可以独立地进行转移也很重要，如果需要帮助，那么需要在多大程度的帮助下进行转移。

　　对于运动能力较强的儿童，我们需要确定他们是否能够独立行走，如果能的话，是从什么年龄开始的。然后观察步态是非常重要的，如左右不对称、其他姿势异常及行走模式和速度等参考因素。注意孩子上楼梯、单腿站立及跳跃的能力也常常很有帮助。有关步态评估及其可能的异常范围更详细的说明，应参考 Morris 和 Dias（2007）、Gage 等人（2009）的文章。

　　就上肢功能而言，使用 MACS（Eliasson et al. 2006）是有帮助的，该系统可在 www.macs.nu 上免费获取，也可参见附录二。这个系统还没有像 GMFCS 那样完善，但确实提供了对手功能的有用总结。此外，这个系统有助于详细说明手功能的偏好，描述了在游戏活动中及书写或键盘工作和日常生活活动中的任何困难，如紧固按钮或拉链、进食技巧等。

在适当的情况下，让孩子画一个数字不仅能提供有关精细运动技能的有用信息，还能提供一系列有关感知和认知能力的有用信息。

对口部运动功能的评估有许多组成部分。首先是孩子的咀嚼和吞咽能力。如果对这些问题有任何疑虑，特别是如果对吞咽是否安全感到担心，则必须进行相关的专家评估和调查，这通常由专门的喂养团队进行。作为评估的一部分，重要的是询问孩子流口水的情况并提供有用的干预措施。

需要评估的口面功能的第二个组成部分是语音。应注意语音的可懂度，质量和清晰度。

接下来需要进行视觉和眼科评估。重要的是要问"你的孩子看得怎么样？"视力障碍很容易被忽略，需要仔细检查孩子注视、追视和使用视力的能力。需要注意孩子是否存在斜视或眼球震颤。

虽然听力损伤在脑瘫中并不常见（由核黄疸引起的除外），但儿童听力也需要通过询问孩子父母的病史和听力评估专家进行评估。

接下来是进行语言理解的评估，以及现在是否是孩子进行接下来的评估的合适年龄。在这里，记录咨询期间看到的或孩子父母报告的情况通常是有帮助的。这个功能区域的能力被高估是很常见的，尤其是当孩子依赖眼睛指向或其他非语言形式的交流时。请注意，父母几乎总是说（准确地说）："我们的孩子理解我们对他说的一切。"他们（和我们）可能无法识别的是，成年人会根据孩子的理解水平自动调整他们的沟通。因此，除非进行正式评估，否则儿童在接受语言能力方面的局限性可能无法得到承认。

类似的考虑也适用于脑瘫儿童认知能力的临床评估。在这里，尽管有经验的临床医生可以做出诊断，但这总是需要通过适当的心理测试来确认。这将在下面进一步讨论。

五、是否需要进一步检查?

按照惯例，确诊脑瘫后，下一步要考虑做进一步检查，安排相关的和全面的多学科评估，并参考适当的干预措施。所有这些活动都是相互重叠的，包括与家庭沟通的持续过程及孩子父母的适应过程。

在某种程度上，这个过程将取决于脑瘫临床诊断的可靠性。例如，在没有相关围产期病史的情况下，有必要仔细考虑孩子的潜在大脑异常是否确实是静态的，还是有可能为进行性的。如果对后者有任何临床建议，则需要进行相关调查。这些程度和性质将由临床表现决定，King 和 Stephenson（2009）提供了有用的指南。

即使脑瘫的诊断是可靠的，是否需要其他检查也可以通过临床表现的性质来确定。例如，如果有癫痫发作的病史或临床可能性，那么做脑电图检查是有意义的。

对于常规脑磁共振成像是否应该成为被认为患有脑瘫的儿童的检查方案的一部分，临床上存在着不同的观点。一些专家和权威提倡这一点（Russman & Ashwal, 2004），是否进行这项检查似乎在很大程度上依赖于可用资源，以及可以从这一检查得出的结论的优点或其他的什么方面。根据我们的经验，父母们对通过放射性手段确认脑损伤的程度和模式的愿望因人而异，特别是如果这个结果根本不会改变诊断或治疗的时候。

可以公平地说，尽管存在越来越快的脑磁共振成像技术，但还是有许多孩子需要进行全麻后才可以进行磁共振检查，这一点对许多父母及专业人士来说都是需要慎重考虑的问题。

尽管如此，作者的做法是始终使用脑磁共振成像作为其诊断评估的一部分。

六、解读临床发现

Rosenbaum（2006a）早前曾经指出，我们必须始终意识到从病史和评估中去解读证据不是件容易的事情。最明显的是关于孩子的病史。仅仅因为孩子是早产或是多胞胎中的一员（在流行病学上存在患脑瘫的风险），这并不意味着他们的运动发育差异就是脑瘫的证据。事实上，除非有人确认早产并相应地"纠正"婴儿的月龄，否则很容易把"迟缓"误解为"异常"（Rosenbaum 2006b）。

决定第一次评估"差异"是否构成"异常"有时非常具有挑战性。在这些情况下，延迟做出明确的诊断并在数周或数月内重新评估通常是合理的。这时可以明确地选择一个好的时间点来进行评估，而这个时间点就是那些正常的典型的运动技能出现的可能性最高的时间。

例如，如果我们看到一个 4 个月大的孩子从仰卧位拉至坐起时，头部和躯干控制出现明显的"滞后"，并且不确定这个"延迟"是否"异常"，那么就应该在发育年龄 6 个月或者再晚一些时重新评估。因为 6 个月的时候，正常儿童的头部和躯干控制发育通常都很好了，并且大多数婴儿在成人支撑他们躯干的情况下，能够保持住头部和躯干姿势（有时没有）。人们可能会认为这种情况是用"时间检验"。但是，的确如果孩子 6 个月后姿势异常仍然持续存在，那么我们更加确信其运动发育存在问题，相反，如果孩子此时已经比 4 个月时进步很多，这就为我们提供了我们所需要的证据，或者至少允许我们继续跟进，而不用对现在的运动发育模式立即加以"诊断"。根据文献中对证据批判性鉴赏的讨论，在 4 个月时下的诊断不确定性的程度相当高，在这样的情况下脑瘫的"预测概率"可能在中等（如果我们已经对孩子的发育非常担心或非常放心，那么这不是一个问题——但如果我们不确定，那就需要慎重考虑了）。如果在 6 个月时孩子已经获得了良好的运动发育进展，那么脑瘫的"后测概率"就减低了（确诊脑瘫的可能性降低）；如果持续的功能性活动困难，那么脑瘫的"后测概率"相对较高（确诊脑瘫的可能性大）。

在检查超早产的婴儿时需要特别小心。在这种情况下，正常反应的范围比足月出生的儿童更广泛（参见 Mercuri 等人在 Cioni 和 Mercuri 中的讨论 2008）。

在评估孩子时，考虑运动表现的"数量"和"质量"可能是很有用的（Rosenbaum 2006a）。运动里程碑通常用于描述发育的数量。它们表明孩子是否达到了一个特定的"标记"，这被认为是该年龄段儿童的典型标记。然而，就其本身而言，里程碑对于运动表现的"质量"没有做出相关的介绍，就像道路上的里程碑指标需要告诉我们任何有关道路性质、交通状况或未来天气的信息——所有这些都可能影响到我们可以多快到达里程碑标记所指示的目的地。因此，我们需要谨慎使用运动里程碑的延迟获得作为运动"问题"的唯一指标，要同时要考虑其他信息。

这些附加的方面应包括对运动表现质量的观察。因此，例如，一个 12 个月的孩子不能将自己拉至站立，但四肢爬行活动自如，且四肢相互运动良好则证明了这个孩子运动控制整合得很好，这种情况提示他将会毫无困难地走路，即使在那个特定年龄他"未能"达到 12 个月走路的运动里程碑。在这里，人们使用的知识是，在双足走路的所有组成条件中，良好协调的髋关节控制的存在是必不可少的（在这个例子中孩子这方面发展良好）。

另外，人们可能会看到一个 12 个月大的孩子刚能被扶着站起来，也许能沿着家具向一个方向侧着走，但是不能爬行，反复地从俯卧位翻到仰卧位以避免爬行。在这些情况下，人们可能会意识到这个孩子是偏瘫，只是症状现在才变得明显，他受损的是早期运动发育技能所需的双侧协调的运动控制。这个孩子可能会"走得很晚"并且可能永远不会爬行（或者根本不会），但其运动功能预后可能相当不错。

重要的是要认识到，在脑瘫的"发育"和表现的早期阶段，即使是专家也可能不确定孩子的运动功能障碍实际上是"脑瘫"。在这种情况下，医生认识到这是一个"正在进行中"的"故事"可能是非常合适的，如果觉得确实有问题，可以转诊给有经验的发育治疗师（通常是物理治疗师）。此时的目标将包括为父母提供基于问题的有关"处理"和"管理"年轻人的建议（参见 Bower 2008；Dodd et al. 2010）。这也是一个利用未来几周和几个月来评估孩子继续发育时会发生什么变化的机会。如前所述，通过在适当的时间段后进行重新评估，临床医生可利用"时间检验"的机会，了解儿童如何进一步发育的信息。这将提供有关孩子个体运动（和其他发育）功能模式的信息。

七、全面的临床和功能评估

对神经性发育残疾的儿童进行综合评估的模型已存在至少 40 年。早在 20 世纪 70 年代，发育性残疾学团队的成立就明确地承认，残疾儿童，特别是脑瘫的综合评估所需的专业知识并非来自任何一个专业或专业人士。因此，评估小组的组成、组织、地点和工作方法各不相同。

在英国，以医院为基础的儿童发育小组、儿童发育中心和类似命名的机构的地位在很大程度上已被社区服务中心和鼓励父母积极参与的评估过程所取代。出现这种情况的部分原因是旨在加强社区服务的政策。这一发展限制了以三级医院为基础的儿科神经病学服务的作用，因此这些三级医院的神经检查服务现在作为社区儿科服务的补充和更高级别的建议实施。

尽管社区具有评估患有脑瘫和其他残疾的儿童的能力的规定，但没有任何已被接受或确定有效性的实践模型。这主要是因为团队的成员所涉及的专业类型及他们的知识和经验程度方面都各不相同。

例如，在英国，尤其是物理治疗、作业治疗及言语和语言治疗专业的人员，并不要求必须取得正式的儿科治疗师或残疾学资格证书才可以在该领域工作。虽然绝大多数与残疾儿童一起工作的治疗师需要至少有初级治疗师从业资格，但有一些人获得了特定和特殊的资格认证（如儿童吞咽障碍的治疗）。

在加拿大，许多服务项目都是公共资助和社区服务，因此除了急性疾病或手术外，脑瘫儿童很少去医院。与英国相同，残疾儿童康复专业的人员都在积极地寻找自己的职业机会。事实上，在较大的城市和地区，儿童残疾项目的专业职位通常很难找到，因为在这些地区服务已经普及了。

关于脑瘫和其他残疾评估的多专业团队成员根据专业和专业知识的不同而有所不同。团队可能包括具有学前教育、儿科护理、健康访问、游戏治疗和临床心理学经验的人员。一些团队包括评估听力和视力的专家。如果没有儿科专业知识，那么对儿童的听力和视力进行适当评估可能是一项重大挑战。

对学校教育的评估应该是对患有脑瘫的儿童进行全面评估的一部分。在这里，教育心理学家的作用尤为重要。我们认为，必须仔细评估儿童的认知和社交能力。我们还要指出的是，应该使用专门设计的临床工具和评估工具，以保持一致性和沟通，因为这些工具可以解决脑瘫特有的问题［例如，功能质量评估（Wright 2011，个人交流）］。由于篇幅有限无法全面列出所有的脑瘫专项评估工具，但有些内容将在第 12 章中讨论。

最理想的是，用最低的门槛获得更多的专家建议。例如，从儿科神经病学、专科喂养、痉挛管理和儿科整形外科服务处获得建议。在英国，也有一些有限的专科治疗建议。该清单并非详尽无遗，可能包括专业心理健康服务和专业教育服务的建议。

我们还要强调，评估的目的首先是制订一个全面但易于理解的问题描述，其次是与家人一起制订短期和中期治疗计划。在这种情况下，没有任何一个专业或专业人士独占或必须始终主导这一过程。通常情况下，有一个关键人员（CanChild 2005）是有帮助的，无论是否具体指定，最好由父母选择。该专业人员可以充当服务的协调者，如果需要，也可以作为家庭的代言人。

八、对临床实践的启示：提高咨询评估的质量

在意识到孩子出现与脑瘫的诊断一致的临床特征后，接下来做什么、说什么，以及给家庭最好的反馈是什么，取决于最初提交给临床医生的问题。临床医生团队合作时，尽可能保持一致的"以家庭为中心的风格"尤为重要。最容易给家庭造成概念混淆的例子是在关于同一个孩子的咨询中，家庭医生使用

"脑损伤"，物理治疗师使用"脑瘫"，整形外科医生使用"四肢瘫"的表述。术语的这些变化（所有这些都是准确的术语，但是语言差异很大）可能会带来孩子患有多种"疾病"的印象，当然情况并非如此。使用多个术语还会传达出团队成员没有有效沟通的不良信号。

因此，需要传达的信息包括：确认存在神经障碍；确认这些信息包括运动和运动功能的异常；确认解释"脑瘫"这个通用词语对该儿童个体意味着什么；确认接下来需要进一步讨论的时间，以及确认将要开始为家庭提供支持的合作方案。沟通到这一阶段，无论是面对面交流还是书面的交流，都应该主要是与家庭的合作。它应该尽可能详细，尽量避免使用专业术语。在征得同意后，报告应分发给有关的医疗和其他专业人员。

参考文献

Al-Qabandi M, Gorter JW, Rosenbaum P (2011) Early autism detection: are we ready for routine screening? *Pediatrics* 128: e211.

Bower E (2008) *Handling the Young Child with Cerebral Palsy at Home*. Oxford: Butterworth-Heinemann.

CanChild, Drennan A, Wagner T, Rosenbaum P (2005) The 'key worker' model of service delivery. Available at: http://www.canchild.ca/en/canchildresources/keyworker.asp.

Cans C (2000) Surveillance of cerebral palsy in Europe: a collaboration of cerebral palsy surveys and registers. *Dev Med Child Neurol* 42: 816–24.

Cioni G, Mercuri E (2008) *Neurological Assessment in the First Two Years of Life*. Clinics in Developmental Medicine No. 176. London: Mac Keith Press.

Day SM, Brooks J, Shumway S, Strauss D, Rosenbloom L (2012) Growth charts for children with cerebral palsy: weight and stature percentiles by age, gender, and level of disability. In: Preedy VR, editor, *Handbook of Growth and Growth Monitoring in Health and Disease*, Part 10. New York: Springer, pp. 1675–1709.

Dodd K, Imms C, Taylor NF (2010) *Physiotherapy and Occupational Therapy for People with Cerebral Palsy: A Problem-Based Approach to Assessment and Management*. London: Mac Keith Press.

Einspieler C, Prechtl HRF, Bos A, Ferrari F, Cioni G (2005) *Prechtl's Method on the Qualitative Assessment of General Movements in Preterm, Term and Young Infants*. Clinics in Developmental Medicine No. 167. London: Mac Keith Press.

Eliasson A, Krumlinde-Sundholm L, Rösblad E et al. (2006) The Manual Ability Classification System (MACS) for children with cerebral palsy: scale development and evidence of validity and reliability. *Dev Med Child Neurol* 48: 549–59.

Gage JR, Schwartz MH, Koop SE, Novacheck TF (2009) *The Identification and Treatment of Gait Problems in Cerebral Palsy*, 2nd edn. Clinics in Developmental Medicine 180–181. London: Mac Keith Press.

King MD, Stephenson JBP (2009) *A Handbook of Neurological Investigations in Children*. London: Mac Keith Press.

Levene MI, Chervenak FA (2009) *Fetal and Neonatal Neurology and Neurosurgery*, 4th edn. Edinburgh: Churchill Livingstone.

McIntosh N, Helms P, Smyth R, Logan S, editors (2008) *Forfar and Arneil's Textbook of Pediatrics*. Edinburgh: Elsevier.

Morris C, Dias L (2007) *Paediatric Orthotics*. Clinics in Developmental Medicine No. 175. London: Mac Keith Press.

Palisano RJ, Rosenbaum P, Bartlett D, Livingston MH (2008) Content validity of the expanded and revised Gross Motor Function Classification System. *Dev Med Child Neurol* 50: 744–50.

Rennie JM, Hagmann CF, Robertson NJ (2008) *Neonatal Cerebral Investigation*, 2nd edn. Cambridge: Cambridge University Press.

Rosenbaum PL (2006a) Classification of abnormal neurological outcome. *Early Hum Dev* 82: 167–71.

Rosenbaum PL (2006b) Variation and 'abnormality': recognizing the differences. Invited editorial. *J Pediatr* 149: 593–4.

Rosenbaum PL, Missiuna C, Echeverria D, Knox SS (2009) Proposed motor development assessment protocol for epidemiological studies in children. *J Epidemiol Community Health* 63: i27–i36.

Russman BS, Ashwal S (2004) Evaluation of the child with cerebral palsy. *Semin Pediatr Neurol* 11: 47–57.

Sanger TD, Delgado MR, Gaebler-Spira, D, Hallett M, Mink JW; Task Force on Childhood Motor Disorders (2003) Classification and definition of disorders causing hypertonia in childhood. *Pediatrics* 111: e89–e97.

Sanger TD, Chen D, Fehlings DL et al. (2010) Definition and classification of hyperhinetic movements in childhood. *Mov Disord* 25: 1538–49.

第 10 章　干预的原则

概述

　　脑瘫儿童存在脑部异常，若在这一点上达成共识将有助于父母和专业人员双方在治疗中更好地合作并采取更多对脑瘫儿童有益的干预措施。在本章中，我们首先考察我们所考虑的干预措施的基本原则是正确地还是错误地影响脑瘫儿童的功能和调整。其次是那些可以促进父母适应的措施。在这样做的过程中，我们讨论脑可塑性的概念，受伤后神经组织能够恢复的可能性，以及可能防止进一步脑损伤的措施。再次，我们描述用于改善或维持功能或防止退化的可行性方法的原则及可以应用这些方法的背景。在这些背景下，我们讨论如何促进儿童及其家庭和专业治疗人员的适应能力及生活质量问题的相关性。最后，我们尝试将所有这些想法放在康复服务提供的整体原则下。

一、脑损伤和神经可塑性

　　神经可塑性是指神经系统通过经验使其系统地成形和功能重塑的能力。Rimrodt 和 Johnston（2009）对该主题进行了很好的讨论。神经可塑性可以定义为"在发育过程中存在几种可选的状态"。虽然在婴儿早期神经系统的可塑性大，但也有证据表明，这种可塑性在一定程度上可以延伸至成年。

　　发育中大脑的可塑性与细胞结构和生理机制的多样性相关。临床所见的可塑性改变有四类，包括：有**适应**能力的可塑性，运用于习得新技能；**受损**的可塑性（可塑性低），如智力残疾；**过高**的可塑性，如海马硬化和颞叶癫痫的异常神经回路；让大脑**更易受伤**的可塑性。围产期脑部缺血缺氧后，谷氨酸释放，最终导致兴奋毒性细胞死亡，就是更易受伤可塑性的一个例子。

这里谈神经可塑性的意义在于它构成我们对那些最近遭受脑损伤的婴儿和儿童制订神经保护方案的基础。这些方案包括对窒息的足月婴儿使用低温疗法（Shankaran et al. 2005）及使用干细胞替代疗法在内的更多实验方法。然而，需要强调的是，使用任何形式的神经保护方案的时间窗口都是非常有限的。

关于脑可塑性的另一个问题是受损大脑的残存能力与重建失去的功能的能力之间的微妙关系。例如，优势半球切除术后重新获得语言功能，以及不断有新证据显示随着年龄的增长损伤凸显的情况。例如，发生在早年的额叶损伤，只有在青春期和成年期出现执行功能障碍时，才追溯到这种损伤的发生。

将概念应用到临床实践是有难度的，因为不能将特定群体或是动物实验得到的数据泛化到个体患者身上。在接下来的篇幅中，我们会讨论干预措施和原则，会对这个问题进一步讨论。

二、服务原则

在本书中有几个非常重要的概念是我们一直在强调的，它们对儿童和家长都至关重要。位于所有概念之首的是：能力为本的策略——看重能力而不是残疾（*CanChild* 2003a）。最重要的是要向家长询问他们认为生活中什么是最"有用"的，并把这些宝贵的有用的方法用到我们的讨论和建议中。例如，孩子的性格开朗（人的一部分）；孩子做事的能力，即使他们"以不同的方式"来做（而不是经常编写儿童不能做的事情的目录）；家庭资源的可用性，如祖父母和其他可以提供时间、经济帮助和情感支持的家庭成员，以及那些不在意孩子的残疾，仍然接受孩子和家庭的好朋友们。重要的是，不要将这些可用资源视为理所当然而不去使用，而是要使用它们，使它们成为伴随家庭与孩子童年旅程的一部分。

我们已经详细描述了为什么我们认为关注父母和家庭的想法和需求是很重要的。在第 8 章中，我们讨论了与家庭沟通的几个相关主题。因此，显而易见的是，我们认为所有临床活动的基本原则是需要与孩子的父母和家庭合作。以家庭为中心的服务（也在第 8 章中概述了）提供了一个可以完成的框架。

我们还讨论了（在第 7 章）WHO 的 ICF 框架（WHO 2001）中的概念。特别是，我们认为必须对"治疗"和管理采取实用的"功能性"方法（Rosenbaum & Gorter 2011），而不是假设那些针对损伤的干预必然会导致功能的改变。事实上，Wright 和她的同事们的工作（Wright et al. 2007）表明，这种假设经不起仔细推敲。

现代服务提供的另一个原则是，我们的建议及实际服务，应该尽可能考虑到环境的因素（包括当地和社区），这个要素对儿童和家庭都是很重要的。这个想法不仅呼应了以家庭为中心的概念，而且认识到"环境"在体现人们参与日常生活能力中所起的作用。关于更大的社区环境，我们知道脑瘫儿童的参与会受其居住地（Hammal et al. 2004; Fauconnier et al. 2009）及家庭的社会经济状况的影响（Law et al. 2006）。

仅作为一个有趣的例子，环境设置已经显示出对脑瘫儿童的常规活动产生的强大影响（Palisano et al. 2003; Tieman et al. 2004a, b）。此外，日常生活中的移动能力不仅受年龄，而且受到环境因素的影响（Palisano et al. 2010）。我们也知道，人的"能力"（我们能够做到最好）的表现受到人的外部因素的显著影响，因此支持性的环境或障碍性的环境会影响我们实际的日常"表现"。Morris（2009）将人们的"能力"描述为实际上是人与环境互动的产物。

需要记住的是，当我们对孩子的表现进行正式评估时，我们是在最佳环境条件下观察他们的最佳能力。例如，在诊所，我们试图观察一个孩子的移动能力，是在一个有利于移动的物理环境中，在孩子父母的鼓励下，满足孩子的愿望。这很重要，因为它提供了我们认为最佳能力的指示，并使我们能够了解我们将努力实现的功能目标。

然而，我们很容易认为，在诊所看到的能力是孩子们在社区环境中能完成的。继续以移动为例，环境因素，如行走表面的性质和质量，拥挤程度和时间限制（如需要快速从一个教室移动到另一个教室），可能都会显著影响人们实际做的事情及他们能够做得有多好（即他们在现实世界中的表现）。

出于所有这些原因，我们的服务必须关注社区现实。最近一个优秀的移动性评估指标（功能移动性量表，Graham et al. 2004）明确地考察了儿童在家庭、学校和社区三个环境中的表现。能够看到孩子在这些熟悉的环境中的表现，让我们明白我们持有的上述观点是非常宝贵的。当我们在家庭环境中看到孩子时，我们会看到对他们来讲可能最舒适的地方，特别是幼儿大部分时间待着的地方。这种暴露还可以让我们了解环境的限制，并帮助孩子父母利用特定环境提供机会的优势。有研究表明，在家中进行的评估提供的信息与在临床环境中提供的信息一样有用（Rosenbaum et al. 1990）。

三、理想与现实：这些想法是否实用

在许多情况下，康复服务提供者希望看到的儿童、家庭或服务系统在做的内容，与他们实际在做的内容之间可能存在着差异，笔者对此很敏感。有几个因素可能会影响这一现实。首先，在解决和帮助应对儿童和家庭面临的挑战时，一个社区可用资源的数量和质量可能存在很多限制。这些限制可能包括医疗、教育、娱乐和社会服务部门。解决这些问题并不容易。我们必须有创造性，不要被缺失的东西所限制或打倒。

其次是政治。无论用得上或用不上——医疗、治疗、教育还是其他服务，这些服务都与政治相关。对那些"受欢迎"的事情与受到媒体"较少关注"的事情之间，服务通常存在差异。解决这一现实的方法之一是推动人权观，争取所有儿童的公平，无论其是否存在障碍或有诊断标签。

对具有神经障碍的儿童及其家庭的共同需求采取"无差别化"处理策略，

并认识到当一家人齐心协力时可能存在数量上的潜力，这具有相当大的价值。在这种思维方式中，各种条件下的共同发展、教育和社会因素得到了认可和强调。这种策略不同于那些重要的个体化生物医学观点，那些观点的重点在于确定每种情况下的精确"诊断"，从而确定具体的医学、遗传和预后因素然后采取行动。

再次，专业人员的培训和专业知识因地、因时而异。这意味着父母的支持和教育的数量和质量可能在整个社区内会有很大的差异，而且似乎是"不公平"的。父母和专业人士都需要了解有效的服务是什么样的，并适当地游说（希望能合作）以改善这种状况。

最后，在某些地方，某项服务是否会提供给患者还要取决于专业人员对这项服务能否提供"成功"的证据的预判，如那些确实需要但无法百分百保证的服务。这也引出了关于资源管理者或政策制定者想要达到什么"结果"及为什么要这样的问题。正如本书中许多地方所论述的那样，这些都是具有挑战性的问题，而且通常那些支持服务"有效"的证据很难找到，因为很多都尚未进行正确的研究。此外，对于许多人来说，一个非常合理的目标可能是维持健康或功能状态，在这种状态下，随着时间的推移，如果没有变化就代表着成功。对于许多人来说，这是一个特别复杂的概念，它说明了对脑瘫患者的健康和功能状态的"自然病史"进行良好纵向研究的必要性，从而来验证维护一个人的状态是多么重要。

关于干预目标，我们在本书和其他地方（Rosenbaum 2009）一直认为，我们与残疾儿童一起工作的重点应放在促进儿童的发育方面。在某种程度上，我们对脑瘫患者采取的干预措施被认为是有效的——无论是身体方面（如治疗）、教育方面、生物医学方面（如药物和手术），还是技术方面（如牙套、电脑、助行器）——如果它们能增强功能，我们当然应该使用它们。Butler（1986）的研究提供了一个技术干预（动力移动）方面的重要例子，这个例子可以对儿童的功能产生强大的影响。

我们心中应该始终有一个功能性目标，并且应尽可能即时地评估我们的干预是否"有效"（针对预定目标）。我们还必须准备好改变这个目标，因为在一段时间内以前的目标要么已经实现，要么需要重新考虑。换句话说，我们始终应注意干预措施是否已显示出对实际表现产生了影响（或者至少应显示出极有可能产生影响）这一结果性问题。这种观点与传统观念的不同之处在于，治疗应针对潜在的"损伤"，希望解决和改善损伤以促进功能改善。这可能确实是真的，但论证的力量应该基于证据而不仅仅是信念。

在与孩子父母的谈话中，我们鼓励他们长期了解孩子的童年过程。我们提醒他们，成人世界对所有儿童施加了试图让他们在非常广泛的领域中都取得良好表现的期望（至少在学校里）。成年人希望孩子们学习并在许多活动中可以展示出技能——无论是社交、身体、智力，还是艺术方面——这种要求比大多数成年人自己日常生活活动或日常表现的要求更高。我们希望帮助父母认识到，如果他们可以帮助他们的孩子经受住这样的童年时代的考验且满足这些多样化的需求（这些需求往往也会挑战许多非残疾儿童），这样孩子们未来将有机会将自己定义为有能力的人，而不是"损伤了的人"。争论的焦点在于，即使孩子有"残疾"，我们也应该鼓励父母在孩子发育的几年里努力帮助他们的孩子发展能力、兴趣和自信心，因为在童年时代之后，他们将有更多的机会在生活中找到适合自己的职业。

关于目标设定，我们应该明确要达到哪些目标。传统上，专业人士是公认的专家，我们是制订干预程序的人。在我们讨论脑瘫的经验和观点时，这显然是有道理的。我们能够提出已知或被认为有效的干预措施并结合具体的儿童及其家庭问题给出我们的建议。然而，正如其他地方所讨论的那样，传统的干预模式只是解决了身体功能和结构的"损伤"，这是建立在这些结构需要得到修复（"正常化"）的假设基础上的，但我们应该从改变损伤转变为改善功能。

正如第 8 章中详细讨论的那样，在一个重视以家庭为中心的策略的时代，并假设我们应该注意孩子父母的价值观和目标，我们认为，目标设定应该是孩子父母和专业人士之间的共同活动。这种方法尊重了孩子父母的意见：它促进了孩子父母与专业人员间的伙伴关系，并承认了父母是孩子生活世界的专家，同时这样的策略更容易让我们找到一个更好的契合点，那就是制订的功能目标具备可操作性，孩子父母也可以更好地遵循我们推荐的治疗来达到目标。Ketelaar 及其同事（2001）进行的一项优秀的随机临床试验清楚地表明，当治疗师提供服务来解决由孩子父母（或孩子自己）确定的目标时，结果优于孩子接受治疗师单方面确定的目标，同时采用的干预措施也更少。

四、将孩子视为整体：一般问题

不言自明的是，对脑瘫儿童（和成人）进行干预的基本原则与对其他孩子的干预原则是一样的，首先应该关注其一般健康问题。根据不同的神经损伤的性质和程度，受影响的个体可以出现一般人群中可能出现的所有健康问题及伴随脑瘫这一病症出现的与之相关的特殊问题。

这些特殊问题中最重要的问题与生长和营养有关（Day et al. 2007）。脑瘫儿童通常表现出不同程度的营养失衡，主要原因就是脑损伤的直接后果及伴发的饮食、喂养、吞咽和其他困难。我们将在第 11 章对这个问题进行进一步讨论。

在治疗时需要考虑的一个方面是，由于脑瘫是由非进行性的脑损伤引起的，因此，考虑会不会发生进一步的脑损伤的可能性依然是非常重要的。尤其是当孩子之前的能力退化时（即使它们已经受损），我们就要想到这一点。在临床实践中，这可能在非常严重的并发疾病之后出现，特别是孩子呼吸衰竭，需要一段时期的呼吸机支持时。在这种情况下，脑灌注失败可能会加重预先存在的脑损伤。难治性癫痫发作或癫痫持续状态也会一定程度上加剧神经损伤的风险，同样，脑瘫儿童的颅内压升高也与分流依赖性脑积水有关。

其他需要解决的健康和发育问题包括脑瘫儿童并发癫痫的诊断和治疗，视力和听力障碍的识别和管理，任何认知或沟通障碍的评估及其对儿童整体功能的重要性，以及全面评估可能出现的行为和躯体症状。通常需要特别关注那些沟通障碍儿童的感知疼痛性质和来源的能力及其睡眠行为，特别是当报告其有睡眠障碍时。

五、父母和治疗服务提供者之间的分歧

鉴于孩子父母和专业人士之间及专业人士相互之间的观点存在差异，可能会出现目标上和达成目标的最佳方法上的分歧。对于孩子父母和专业人士之间的分歧，显而易见地，我们认为尽可能尊重父母的目标非常重要。这包括请父母一起参与目标设定，如第 12 章所述。

父母们可能会有很多自身想法的依据，因此与专业人士产生分歧，反之亦然。原因可能是非常实际的，比如父母认为他们的孩子没有得到足够的治疗，或者治疗专业人士认为孩子父母没有充分遵循他们的干预建议。父母们如果没有看到正在进行的治疗的效果，可能会感到沮丧。比如，肌肉牵伸治疗就是这样一个例子。它虽被专业人士强烈推荐，但实施中可能会给父母增添较重的负担，孩子在治疗中也会感到不适，而且不一定能在短期内观察到疗效（治疗的分歧由此而产生）。毋庸置疑，我们依然强烈建议采用以家庭为中心的方法来解决这些棘手的问题（*CanChild* 2003b）。

有些人认为，在以家庭为中心的服务环境中，专业人士必须在所有问题上接受孩子父母的意愿。这显然是对尊重父母伙伴关系概念的歪曲。在尊重孩子父母的想法和要求的同时，专业人员有责任就我们认为不恰当的目标或治疗可能产生的影响向家庭提供建议。我们也没有义务进行明知道无效甚至有害的治疗。当意见出现分歧时，应该公开讨论问题和想法；一方表示不同意也是允许的（Rosenbaum 1997; Rosenbaum & Stewart 2002）。保持开放的态度是很重要的，特别是当孩子父母正在寻求那些我们认为会产生令人失望的结果的补充和替代疗法时。父母们必须知道他们可以随时返回我们的治疗轨道。

当专业人士之间意见不统一时，公开讨论这些问题是重要的，并应避免因

此而产生的权力斗争，特别是那些基于性别或职业的斗争（我们特别提到这些是因为它们往往是分歧的根源）。我们应该求助于文献和"证据"，避免使用轶事去支持那些看似更合理的论证。在可能的情况下，专业分歧应该在幕后进行，以免孩子父母陷入中间，被迫站队偏向一方。与此同时，孩子父母必须知道，在儿童神经异常等领域，通常缺乏合理的证据，诚实的意见分歧可以成为所有相关人员探索问题并寻求当前最佳答案的良机。这也凸显了所有专业人员之间清晰沟通和使用共同语言的必要性。

六、残疾是机会被"剥夺"

儿童期残疾观需要我们认识到，儿童的功能限制可能导致他们经历机会被"剥夺"。我们在这里并不意指为父母的疏忽，当然，对于那些进步未达预期的儿童，我们仍应始终考虑是否存在父母疏忽的因素。确切地说，我们所指的是儿童自身的功能障碍可能会在诸多方面对他们的自主活动和探索造成限制，而这种活动与探索恰好对儿童"附带"习得的形成十分重要。我们也认识到，父母已花费了大量的时间资源用于照护儿童，这种"有心无力"的状况暂且不应被认为是"疏忽"。

在考虑残疾人被"剥夺"时，我们只需要简单地考虑一个典型的2岁儿童的活动性，就可以认识到脑瘫儿童的移动限制，是多么容易导致他们的运动体验和经历受限，从而限制他们的发育。成年人称这个年龄的孩子为"可怕"的，原因之一是孩子们永远在"忙"。他们不断利用他们新出现的粗大和精细运动能力及他们的语言和其他技能，来探索他们的世界——跑、跳、攀爬、触摸和实验——所有这一切都在为发育服务。

那么，想象一下，如果孩子遇到活动性限制（或任何其他功能限制），可能就会因为无法从事这些探索，而被"剥夺"了这些机会。除非我们将这种发育观点纳入我们的思维和计划干预措施，以适应儿童的限制，否则我们就错失了促进积极学习的机会。这个想法说明了如何将对治疗"残疾"的关注与我们对儿童发育的兴趣相结合。

之前提到的 Butler（1986）的研究，无论在字面上还是比喻上都加强了对 2～3 岁有严重活动障碍的脑瘫儿童的技术性的干预（动力性移动工具），针对其活动性而不是损伤。在接受电动轮椅的几周内，这些儿童在游戏、社交功能、沟通和探索（WHO 的 ICF 术语中的"参与"）方面发生了巨大变化。这些改善增加了在发育层面进行干预的机会，克服了孩子在活动经验方面的限制并且预防了那些与神经异常相关的继发性"剥夺"（Rosenbaum 2008）。

这里还将与父母讨论干预策略的其他部分。父母可能需要帮助才能理解"抚养孩子的过程就像是跳舞，而孩子是领舞的那个人"。我们的意思是，养育子女的一大部分是被动的——父母不断努力跟上和适应他们孩子不断变化的发育能力和行为表现。如果我们接受这一点，那就会理解由于功能限制导致的结果，许多残疾儿童可能无法"领舞"，这是我们发现的在抚养残疾儿童方面的主要挑战。正如我们经常做的那样，我们"表演恶作剧"并向父母解释这些孩子发育的特点和理念，父母抓住了这个想法的精神，就很容易去设法允许和鼓励他们孩子天生的好奇心，这种鼓励可以出现在孩子感受到学习困难和继发性残疾形成之前，以任何可能的适当的方式去鼓励都可以。

这些想法说明了在我们与残疾儿童父母的所有工作中，以优势为基础的方法的重要性。我们很容易就对孩子的问题和限制进行分类，而不去询问孩子的父母他们乐意看到的孩子的特征和功能是什么。我们需要鼓励父母注意、重视并关注他们孩子和家庭的长处。我们需要围绕这种方法建立我们的整体干预理念和策略。

在脑瘫的一些干预方法中，有时候有人告诫孩子不"允许"或不被鼓励去做一些所谓的"错误"或"异常"的事情。这些人为的限制很可能导致在脑瘫早期临床干预试验中观察到的结果差异（Palmer et al. 1988）。在该研究中，婴儿发育计划中的孩子能够自由地探索和活动，结果显示这些孩子在 6 个月和 12 个月的运动技能方面比接受神经发育疗法的孩子更好。

尽管某些忠告可能是出于好意，但我们认为它们过于严格，需要对此进行评估来确定是需要坚持还是放弃，以支持更自由的方法来鼓励儿童功能。我们将讨论（在第 13 章中）"W"坐对某些孩子的功能的价值，以此作为"允许"孩子自己找到实现功能的最佳方式的例证。这也强调了理解孩子以多种方式做事的重要性，如采取各种坐姿方式。如果我们可以提供其他运动来平衡"W"坐中不太理想的元素，那么"W"坐就是可以让孩子选择的一种坐姿方式。

这里与其他章节所述一样，传统上对生物医学损伤的关注与现在强调功能和目标完成之间可能存在紧张的关系。这种对立是浪费精力，而且可能适得其反。我们重视任何被认为有效的"针对损伤"的干预措施，同时也重视促进儿童发育的干预措施和活动。我们认为，这些方法具有潜在的互补性——只要生物医学干预不会限制发育中儿童想要的东西，而且还能够做到促进其发育。当然，鼓励完全自由的功能的方法同时也不排除使用支持实现儿童目标的相关生物医学和技术干预措施。

一个可能引起紧张的例子是建议孩子应该戴上夜间夹板或者使用脊柱矫形背心来纠正或者防止骨骼排列异常。作为提供治疗服务的人，我们需要能够提供明确的理由，并希望有充分证据向孩子父母证明这样治疗的好处，因为在这个治疗过程中，孩子父母会遭遇很多麻烦和不舒服，而且这个干预措施是很昂贵的。孩子父母和专业人士也应该共同制订一个可测量的结果及测量这些结果的时间框架。根据观察到的结果，还可以事先就行动方案达成一致意见。

七、不要以貌取人

我们已经清楚地认识到以下内容的重要性，即我们必须仔细评估儿童，密切关注他们的能力和他们正在经历的功能障碍。有两个原因可以说明这很重要：

第一，鉴于功能性问题对儿童进行评估和管理，专业人员很容易将注意力集中在儿童的缺陷上，而排除其他特征。这很容易让我们根据孩子的损伤和限制来描述他们的特征，并反过来引导我们与孩子父母讨论孩子在这方面的生活。

第二，对孩子的能力进行识别是非常重要的。它是决定我们如何最好地利用孩子自身的优势，鼓励孩子发育的重要途径。正如本章前面所讨论的那样，必须鼓励父母将孩子视为全面的人——既有优势、能力，也有问题。当我们寻找并表达孩子存在这一方面的问题时，我们强调这个想法的重要性。

众所周知，除了运动障碍，脑瘫还被认为与神经发育障碍相关。实际上，这些想法影响了 2007 年脑瘫定义的修订，并在新定义第二句中得到了解释（Rosenbaum et al. 2007）。但是，这些流行病学相关性不应自动推广到特定儿童。一个发育方面的困难不应被视为造成其他方面问题的标志。我们应该对每个儿童进行系统评估，并仔细注意他们各自的功能能力和需求。

善意的专业人士可能倾向于对患有脑瘫的残疾儿童的能力（或者说实际上是"限制"）做出不切实际的估计。我们强烈建议人们正确描述在功能的各个方面所观察到的——移动性、沟通、社交、认知和学业表现——以便具有适当专业知识的其他人可以使用这些有价值的观察，作为做出具体解释和判断的基础。家长和专业人士（如教师和其他社区人士）有机会看到孩子在诊所外的情况，只需仔细报告他们观察到的内容就可以提供非常有用的信息，而不是过于充分地解释"事实"。

此外，很明显，随着儿童的成长和发育，我们需要即时的评估。依靠父母的报告——并鼓励父母多夸奖自己的孩子——可以让我们意识到孩子新出现的能力和个人特征，这些特征成为每个孩子独特形象的重要组成部分。

八、促进适应

我们建议，在为父母提供咨询时，重要的是要对孩子和家庭在发育中经历的过程有长远的看法。需要提醒一些家长（还有一些专业人士），对于造成脑瘫患者所面临的功能性挑战的那些基础性的损伤，没有神奇的治疗方法。虽然可能没有希望治愈，但可以做很多事情来促进儿童和家庭的情况改善和提升幸福感。

儿童一般都一直处于一种"成为"的状态。我们必须帮助父母尽最大可能提升孩子的技能、能力、自我意识和独立性。关于"生活质量"的文章很多，这些问题在第 14 章中有更详细的讨论。在这一点上，我们只是强调，人们通常所认为的生活质量的"存在主义"方面与我们说的功能状态或"与健康相关的生活质量"有着明显不同。因此，"尽管"有一些功能限制，对局外人来说，可能会认为这限制了一个人的生活"质量"，但患者可能会自我感觉并无不适。将自我评估与其他人的判断和价值观区分开来是很重要的。

我们认为，造成这种情形的部分原因在于我们在早期与家人进行咨询时所设定的基调，并随着时间的推移，我们与他们建立了公开、诚实的关系（如第 8 章所述）。我们的乐观态度应该反映出，即使孩子有残疾，我们也可以帮助孩子父母有效地抚养他们。

最后，显而易见的是，本章所倡导的干预方法强调需要在若干问题上达成平衡。我们建议专注于功能性的获得，而不仅仅是试图修复损伤。我们寻求在不期待孩子有"正常"表现的情况下促进孩子的发育，我们当然不希望看到因为孩子们表现不尽如人意而拒绝他们做事。我们重视并建议与父母建立伙伴关系，以便我们的治疗目标反映他们的想法及我们的建议。这是我们应该寻求营造的气氛和提供的具体干预策略。

参考文献

Butler C (1986) Effects of powered mobility on self-initiated behaviours of very young children with locomotor disability. *Dev Med Child Neurol* 28: 325–32.

CanChild (2003a) Fact Sheet #6. Available at: http://www.canchild.ca/en/childrenfamilies/resources/FCSSheet6.pdf.

CanChild (2003b) Fact Sheet #11. Available at: http://www.canchild.ca/en/childrenfamilies/resources/FCSSheet11.pdf.

Day SM, Strauss DJ, Vachon PJ, Rosenbloom, L, Shavelle RM, Wu YW (2007) Growth patterns in a population of children and adolescents with cerebral palsy. *Dev Med Child Neurol* 49: 167–71.

Fauconnier J, Dickinson HO, Beckung E et al. (2009) Participation in life situations of 8–12 year old children with cerebral palsy: cross sectional European study. *BMJ* 338: b1458.

Graham HK, Harvey A, Rodda J, Nattrass GR, Pirpiris M (2004) The Functional Mobility Scale (FMS). *J Pediatr Orthop* 24: 514–20.

Hammal D, Jarvis SN, Colver AF (2004) Participation of children with cerebral palsy is influenced by where they live [see comment]. *Dev Med Child Neurol* 46: 292–8.

Ketelaar M, Vermeer A, Hart H, van Petegem-van Beek E, Helders PJ (2001) Effects of a functional therapy program on motor abilities of children with cerebral palsy. *Phys Ther* 81: 1534–45

Law M, King G, King S, Kertoy M et al. (2006) Patterns of participation in recreational and leisure activities among children with complex physical disabilities. *Dev Med Child Neurol* 48: 337–42.

Morris C (2009) Measuring participation in childhood disability: how does the capability approach improve our understanding? *Dev Med Child Neurol* 51: 92–4.

Palisano RJ, Hanna SE, Rosenbaum PL, Tieman B (2010) Probability of walking, wheeled mobility, and assisted mobility in children and adolescents with cerebral palsy. *Dev Med Child Neurol* 52: 66–71.

Palisano RJ, Tieman BL, Walter SD et al. (2003) Effect of environmental setting on mobility methods of children with cerebral palsy. *Dev Med Child Neurol* 45: 113–20.

Palmer FB, Shapiro BK, Wachtel RC et al. (1988) The effects of physical therapy on cerebral palsy. A controlled trial in infants with spastic diplegia. *N Engl J Med* 318: 803–8.

Rimrodt S, Johnston MV (2009) Neuronal plasticity and developmental disability. In: *Neurodevelopmental Disabilities: Clinical and Scientific Foundations*, Shevell M (ed.) London: Mac Keith Press.

Rosenbaum PL (1997) 'Alternative' treatments for children with disabilities: thoughts from the trenches. *Paediatr Child Health* 2: 122–4.

Rosenbaum P (2008) Effects of powered mobility on self-initiated behaviours of very young children with locomotor disability. *Dev Med Child Neurol* 50: 644.

Rosenbaum P (2009) Putting child development back into developmental disabilities. *Dev Med Child Neurol* 51: 251.

Rosenbaum PL, Gorter JW (2011) The 'F-words' in childhood disability: I swear this is how we should think! child: care, health and development. doi:10.1111/j.1365-2214.2011.01338.x.

Rosenbaum P, Stewart D (2002) Alternative and complementary therapies for children and youth with disabilities. *Infants Young Child* 15: 51–9.

Rosenbaum P, King S, Toal C (1990) Home or Cerebral Palsy Centre: where should the initial therapy assessments of children with disabilities be done? *Dev Med Child Neurol* 32: 888–94.

Rosenbaum P, Paneth N, Leviton A, Goldstein M, Bax M (2007) Definition and classification document. In: *The Definition and Classification of Cerebral Palsy* Baxter P (ed.) *Dev Med Child Neurol* 49 (Suppl. 2): 8–14.

Shankaran S, Laptook AR, Ehrenkranz RA et al. (2005) National Institute of Child Health and Human Development Neonatal Research Network. Whole-body hypothermia for neonates with hypoxic-ischemic encephalopathy. *N Engl J Med* 353: 1574–84.

Sullivan PB, Lambert B, Rose M, Ford-Adams M, Johnson A, Griffith P (2000) Prevalence and severity of feeding and nutritional problems in children with neurological impairment: Oxford Feeding Study. *Dev Med Child Neurol* 42: 10–80.

Tieman B, Palisano RJ, Gracely EJ, Rosenbaum PL (2004a) Gross motor capability and performance of mobility in children with cerebral palsy: a comparison across home, school, and outdoors/community settings. *Phys Ther* 84: 419–29.

Tieman BL, Palisano RJ, Gracely EJ, Rosenbaum P, Chairello LA, O'Neil ME (2004b) Changes in mobility of children with cerebral palsy over time and across environmental setting. *Phys Occup Ther Pediatr* 24: 109–28.

World Health Organization (2011) *International Classification of Functioning, Disability and Health*. Geneva: World Health Organization.

Wright FV, Rosenbaum PL, Fehlings D (2007) How do changes in impairment, activity, and participation relate to each other? Study of children with cerebral palsy (CP) who have received lower extremity botulinum toxin type-A (Bt-A) injections. *Dev Med Child Neurol* 50: 283–9.

第11章　干预：正统和异端
——关于"治疗"问题的观点

概述

　　下面两个章节分别讨论"治疗"和其他干预措施。首先，对此问题进行广泛概述，包括在与儿童及其家庭一起计划和实施服务时需要考虑的全身健康问题。之后，第12章更关注"治疗师"的作用及他们用于治疗脑瘫儿童及与其家庭一起工作的方法。

　　在本章中，首先，我们认为，解决脑瘫儿童和成人的一般和特定健康问题是非常重要的，其中有一些健康问题通常比较明显，如癫痫、呼吸障碍和营养状况不佳，其他则可能比较隐蔽，如骨密度降低、关节退行性改变和脊髓病变的风险。除了这些问题，我们认识到还有各种医疗手段和手术方法常用于脑瘫的治疗，如痉挛的管理、肌张力障碍和不随意运动、流涎和胃食管反流。针对这些情况，本章和第12章都会进行简要介绍。

　　其次，为了更广泛地解决治疗、教育和干预问题，我们认为，从过去的思想和经验中学习是非常重要的。我们需要意识到正统的派系不鼓励也不允许被挑战或对有较强科学性的临床想法进行检验。我们需要特别警惕强硬学派不接受挑战或对质问和挑战的欺凌。

一、从哪里开始：需要有专门技术人员

我们认为，与脑瘫儿童一起工作的人应该具有"儿童发育"方面的适当培训、经验和专业知识。患有脑瘫等"发育性"残疾的儿童可能在表面上与患有脑卒中或脊髓损伤等病症的成年人相似。然而，影响儿童（和家庭）发育（发展）轨迹的早发儿童残疾与成年期开始的残疾之间存在重要的根本性差异。成年发病导致的残疾可能在功能方面对身体也具有同样的挑战，但这些残疾是在成年期开始，也就是说他们以前是正常的和具有足够的能力的，这之前的日常功能水平可以为我们提供对他们功能性"康复"目标的指导，就是让他们恢复到疾病前的状态。这一现实提示了成年期发病致残患者的"康复"与患有脑瘫和其他神经障碍儿童的"发育性"康复工作之间的本质区别（Rosenbaum 2009）。

简要阐述这些观点：在成人康复中，干预的一般目标是尽最大努力**恢复**功能。治疗方向在很大程度上取决于患者**之前的**能力和他们自我确定的治疗目标，以便尽可能接近他们以前的生活和功能状态。相反，在治疗儿童时，我们努力促进、支持和加强"发育"和生长的过程。我们认为，了解儿童发育和家庭发展对于与儿童及其家庭一起工作的人来说至关重要。要了解自然病史和发育差异的演变，具有这些观点的人们在面对那些具有良好的、可以通过自身发育自然"自愈"前景的孩子时，能够准确判断从而不进行没必要的"治疗"（例如，一个正常发育的孩子出现了踮足的状态，可以被忽略而不需要进行"治疗"）。在缺乏这种知识和经验的情况下，人们很容易善意地去干预那些他们可能觉得无法判断并保证的地方，并且被这些不需要的活动和治疗分散了注意力。

在考虑对脑瘫儿童进行干预时，治疗师和孩子父母面临的众多挑战之一是需要以非常谨慎的方式为个人量身定制治疗方案。这种做法在其他医学领域无疑是正确的，如为癫痫患者选择"正确的"抗惊厥药。在这个例子中，权衡利弊可能更有助于做出选择，包括在阻止癫痫发作和产生药物副作用的问题之间进行选择。

然而，在脑瘫的"管理"中，"治疗"的目标和终点通常不如"癫痫发作控制"那么明确，而治疗观点和方法选择更加开放。在这些情况下，治疗的选择可能更难以确定。出于这些原因，我们建议，根据 WHO 的 ICF 概念（见第 7章）来确定"活动 / 参与"的康复目标，预先确定好这些康复目标的终点，并尽可能在相应时间段内按照这些目标所制订的干预措施的有效性进行评估，就如 Dodd 等人（2010）所述。换句话说，干预者应具备能够和父母（以及可能的孩子）制订出适合他们情况的康复目标的能力，以及可以在孩子产生功能变化和发育改善时定期重新调整干预措施的能力，这要比具体用什么方法进行干预重要得多。

但这也并不意味着所选方法的类型无关紧要。我们意识到，一个"有说服力"的干预者，即使是提出一种令人质疑的或有问题的干预措施，也可以仅仅通过他们提出的方式提供看似合适的目标。这里我们要强调，父母（和孩子）需要确保这个干预者所建议的目标是不是能直接影响孩子参与日常生活的能力，以及实现这些目标所采取的步骤是否与日常家庭生活相一致。我们将在本章后面的"干预资源"一节中详细介绍我们认为适当的目标。

二、全身健康问题

有很多与患有脑瘫的儿童和成人相关的一般和特定的健康问题，这些问题出现的程度大于没有脑瘫人群中的情况。无法行走、沟通障碍和依赖是导致这些健康问题出现的重要因素。

健康问题可能并不总是立即在临床上显现，这包括对各种感染的易感性增加，如呼吸道感染和尿路感染。管理健康的人员和其他专业人员应该记住的其他问题是呼吸功能、营养状况及其维持、流涎管理、骨密度问题、癫痫治疗、用于治疗痉挛的医疗干预、肌张力障碍和不随意运动等。同时，在手足徐动型脑瘫中，还可见退行性的关节改变和颈椎病。

此外，正如第 12 章所总结的那样，骨科作为脑瘫中多专业治疗干预的一个组成部分，具有显著而重要的作用。

我们还强调，全身健康问题不只是要医生了解，孩子父母和所有专业人员都需要了解其重要性。这一点很重要，部分原因是全身健康问题对幸福、清醒程度、功能发育和对其他干预策略的反应都会产生不利影响。

所有可能影响脑瘫患者的健康相关问题该如何全面处理超出了本书的讨论范围。所以，我们选择在本章中总结一些具体的方面来说明，并且在第 12 章中将对骨科矫形、肌张力异常和发育性畸形的相关干预措施进行讨论。

三、呼吸功能

呼吸道感染的早期临床特征不明显，可能仅表现为孩子全身不适或是呼吸频率增加。

因此，我们要强调的是，对于脑瘫儿童的父母和专业人士来说，需要对孩子疾病的预知有一个合适的低阈值，以便尽早识别孩子"脸色不好"。进食出现呛咳通常会引发呼吸道感染，有时候可能没有明显咳嗽，静息的误吸通常是在进食和饮水时发生。

对于呼吸道和其他感染的管理和治疗超出了本章讨论的范围。然而，对于有肺部损伤的脑瘫儿童和成人，其他相关临床医生的参与非常重要。

实际上，在更严重的健康谱系中，最常见导致严重疾病和最常见直接导致死亡的原因是肺炎（Strauss et al. 1999）。

四、脑瘫的摄食、营养和生长

特别具有临床意义的是，与以往相比，患有脑瘫的儿童和成人出现营养不良和明显的生长发育不良的案例大幅度减少了。

这告诉我们，没有理由认为那些严重残疾儿童就"应该"是年幼的，而且要明白他们许多人是因为口部运动困难而导致了一定程度的营养不良。这在 Day 等人（2007）的研究中得到了很好的说明。这些作者已经证明，年龄和残疾程度、残疾人的体重和身高之间存在高度相关性。因此，在儿童期和青春期出现粗大运动和其他功能方面严重受损的人群的身高更矮、体重更轻。

近期，Brooks 等人（2011）还描述了脑瘫儿童死亡风险和营养状况不良的关系。

在这样的背景下，明确许多脑瘫儿童都有一定程度的喂养困难是非常重要的，喂养困难包括需要帮助进食和饮水、需要延长进餐时间和频繁出现呕吐（Sullivan et al. 2009）。事实上，Sullivan 等人（2009）的研究中有 8% 的儿童进行了胃造口术，研究中超过 64% 的儿童以前未接受过详细的进食、饮水和营养状况的评估，这是非常有意义的提示。

事实上，营养缺乏对所有生理功能都会带来不利影响。突出的问题包括肌肉无力，如呼吸肌无力，这会增加肺部感染的易发性。这些影响也可能是由于与无序的口面运动控制（包括吞咽）相关的误吸的风险及可能因营养不良导致的免疫能力降低而发生。改善营养状况可以促进儿童的整体健康水平和清醒度，并为发育提供适当的平台。

除了喂养和营养相关的医学成分之外，喂养残疾儿童的社会心理方面因素也值得考虑。即使孩子已经出现经口喂养的进餐时间非常长、营养失衡、有误吸的可能和有症状的胃食管反流现象，父母，特别是母亲对经口喂养的愿望可能还是非常强烈。在实施明确的计划（如胃造口术）之前，可能需要在相当长的时间内进行仔细和有同情心的多学科评估和回顾。更重要的是，要记住对于患有脑瘫的老年人来说，饮食方面的困难可能给社会接受度带来重大挑战。

因此，脑瘫患儿的调查和管理的一个组成部分是对其口部运动、喂养和营养状况进行多学科评估并结合适当的检查，如电视透视检查。

这一领域的相关实践部分，在《神经发育障碍儿童的喂养和营养》（*Feeding and Nutrition in Children with Neurodevelopmental Disability*, Sullivan 2009）一书中有详细描述。

五、骨骼健康

骨量减少的评估及其预防与脑瘫儿童相关。已经证明脑瘫患儿的骨生长和骨密度常受到影响，这似乎与其运动障碍的严重程度及营养状况有关。研究发现，在易受影响的制动人群中，长骨骨折的数量增加。

优化营养状况、适当暴露在阳光下以促进维生素 D 的吸收、适当的营养补充剂都可用于预防和避免某些药物（如抗惊厥药）可能对骨密度产生的不利影响。也可以使用一些特定的治疗方法，尤其是使用二磷酸盐。

Houlihan 和 Stevenson（2009）对该主题做过非常好的综述。

六、癫痫

癫痫（最佳定义为复发性癫痫发作）的患病率在患有脑瘫和其他神经障碍的人群中比在一般人群中高得多。脑瘫中发生的癫痫多是继发性的，即它是有症状的，并且是由于脑损伤导致运动障碍和其他损伤而发生。对于绝大多数患有癫痫的脑瘫患者来说，其癫痫发作并不是特别具有侵袭性的，并且可能相对短暂且不常见，如果需要，可以通过适当的抗惊厥治疗来控制。然而，在少数人中，特别是有大量脑损伤证据的幼儿，他们的癫痫症状既严重又相对难以治愈。

癫痫在脑瘫儿童中的管理原则与在其他未受损群体中发作时适用的原则相同，包括通过观察和检查确认诊断、进行相关的抗惊厥治疗，以及考虑那些顽固性癫痫发作的其他治疗方法，如生酮膳食、迷走神经刺激及在特定情况下的神经外科治疗。

总之，牢记抗惊厥治疗可能产生的副作用，特别是在有沟通障碍的儿童和成人中使用抗惊厥治疗时。人们已经充分认识到抗惊厥治疗的不良影响，其中包括对脑瘫患者功能的整体抑制。

七、干预资源

脑瘫儿童的父母面临的主要问题是找到适当的治疗干预服务，并评估这些服务的有效性。父母们将面对无数的信息来源，如专业人士、其他家长、网络、家庭杂志和专业杂志、大众媒体、朋友和家人的意见等。对于父母（和专业人士）来说，从各种自称有效的复杂治疗方法中挑选出好的治疗方法是非常具有挑战性的。这些干预措施会有些夸大其词，在互联网或家庭杂志上宣传和销售的盈利性干预措施尤其如此。我们建议，在这些情况下，"买家要小心"的做法是明智的。

正如我们在整本书中所强调的那样，任何干预的第一个关键步骤是决定治疗的目标。目标应该由孩子父母和治疗师共同制订，我们认为，目标应该对活动和参与的功能是有用的（Ketelaar et al. 2001）。"改善功能"是个很好但模糊的目标，应该分解为可衡量的步骤，以便可以根据这些目标评估治疗的有效性。当然，"步骤"对孩子和家庭来说很有意义。Dodd 等人（2010）最近写的一本手册提供了如何在实践中实施这种方法的优秀示例。

我们在其他地方讨论过，需要对给儿童提供的任何干预措施进行严格的评估（见第 6 章）。我们重视 WHO 的 ICF（WHO 2001）的框架（见第 7 章）。在将这种框架应用于任何健康状况时，重要的是确定针对脑瘫儿童将要制订的干预目标在框架中的合适位置，并寻求这项干预措施可能对这个目标和这个儿童有效的证据。该框架还有助于确定加强儿童功能的具体活动或参与目标及实现这些目标所需要的步骤。

Heinen 等人（2009）提出了另一种考虑脑瘫生物医学和技术干预的方法，将几个"变异来源"（如儿童年龄、GMFCS 水平和可用干预措施）汇总成可能有用的多维决策方法。

无论是否明确说明，传统的脑瘫干预方法背后的假设通常都涉及指导医学治疗或治疗以纠正身体结构和功能的生物医学问题（损伤）。人们常常有种潜意识，即在解决并在某种情况下"修复"损伤时，人们会看到功能的变化。这个想法是基于这样一种信念，即脑瘫的诸如活动范围受限或痉挛等问题是限制人们功能的因素（"原因"）。基于这种思维方式，消除这些障碍可能会使功能改善。

迄今为止，有限的证据表明，这一想法并未经过严格的审查，身体结构和功能的改变并不一定会导致活动或参与的改善（Wright et al. 2007）。因此，重要的是寻找证据，表明儿童损伤状态的任何潜在变化都可能影响其功能，而不是简单地尝试改变其身体结构和功能的"损伤"并假设损伤修复可以使功能得到改善（应该补充一点，我们也不知道人们参与程度的变化是否与身体结构和功能的改变有关，因为这些研究仍有待进行。这个命题当然值得仔细探讨。）。

八、改变对发育和残疾的看法

还有其他一些例子说明，我们对儿童发育和一般疾病的理解的演变如何改变了我们对脑瘫"治疗"的看法。传统上认为，拥有"正常"功能是脑瘫儿童实现发育里程碑和功能良好的必要基础，因此，孩子拥有正常功能这一点，常常被当作理想的治疗目标和结果。脑瘫儿童在功能方面几乎总是存在差异和局限性（有些人称之为"异常"），这看起来很符合逻辑。我们应该尝试鼓励和促进"正常"功能并防止儿童做"异常"的事情。这个观念产生了关于区分什么是脑瘫儿童可以做的和不能做的的想法。

一个最典型的例子就是禁止"W"坐。传统上认为，这种姿势促进了髋内旋，并且会"引起"继发的骨科问题，强烈建议家长将孩子的位置改为侧坐或裁缝坐（盘腿坐）姿势。

我们的父母们会说，强迫孩子不去"W"坐是不可能的，这是一场肯定会失败的斗争，他们很快放弃战斗，更不用说赢了。情况就是如此，因为孩子不能保持那些"正常"的位置，并且任何可以"W"坐的孩子都是非常适应这种坐位的。向内旋转的腿部，脚部垂直于身体的轴线，就像夏威夷独木舟一样有个舷外支架或者就像儿童在骑两轮自行车的时候，旁边那两个用于支撑的轮子的作用：它们为儿童提供两侧的姿势稳定性，允许他们保持背部平直，并且释放双手可以自由运动，这两项都是不太可能通过侧坐或其他规定的正常的姿势实现的。

同样重要的是，要再次评论 ICF 关于促进"参与"产生的"活动"的重要性。脑瘫儿童无法独立地坐在地板上，不能轻松且舒适地体验坐着玩耍的活动，这反过来可能会限制他们参与玩耍的能力。鉴于我们目前无法"改善"髋内旋以防止"W"坐位，并且鉴于 ICF 关于实现功能的想法，可以"允许"（我们会说鼓励）儿童用最适合自己身体活动的方法进行活动，从而实现功能，即使这些活动需要与我们所谓的"正常"进行交换。

（至于"W"坐是否会导致后来的骨科问题，目前没有前瞻性的纵向研究证实这种联系，更不用说因果关系了。我们想提醒人们，任何能够"W"坐的孩子其实是已经获得了使髋部内旋的能力，这就是为什么孩子觉得这个体位比较舒适的可能原因。）

九、治疗实践

总之，本章提醒我们，需要仔细考虑脑瘫儿童的总体健康和幸福。我们认为，与有脑瘫儿童的家庭一起工作的人员具有丰富的经验和专业知识非常重要。需要特别注意的是，解决脑瘫患者面临的常见的健康方面的挑战，并考虑采取预防措施的机会，特别是营养状况和骨骼健康问题。后面章节将更具体地讨论脑瘫儿童的"治疗"和"管理"的原则及问题。

本章为作者与玛格丽特·梅斯顿（Margaret Mayston）合作完成。

参考文献

Brooks J, Day S, Shavelle R, Strauss D (2011) Low weight, morbidity, and mortality in children with cerebral palsy: new clinical growth charts. *Pediatrics* 128: e299–307.

Day SM, Strauss DJ, Vachon PJ, Rosenbloom L, Shavelle RM, Wu YW (2007) Growth patterns in a population of children and adolescents with cerebral palsy. *Dev Med Child Neurol* 49: 167–7

Dodd K, Imms C, Taylor NF (2010) *Physiotherapy and Occupational Therapy for People with Cerebral Palsy: A Problem-Based Approach to Assessment and Management.* London: Mac Keith Press.

Heinen F, Schröder AS, Döderlein L et al. (2009) Grafikgestützter Konsensus für die Behandlung von Bewegungsstörungen bei Kindern mit bilateralen spastischen Zerebralparesen (BS-CP). Graphically based consensus on the treatment of movement disorders in children with bilateral spastic cerebral palsy (BS-CP). Therapiekurven – CP-Motorik Motor treatment curves in CP. *Monatsschr Kinderheilkd* 157: 789–94.

Houlihan CM, Stevenson RD (2009) Bone density in cerebral palsy. *Phys Med Rehabil Clin* 20: 493–508.

Ketelaar M, Vermeer A, Hart H, van Petegem-van Beek E, Helders PJ (2001) Effects of a functional therapy program on motor abilities of children with cerebral palsy. *Phys Ther* 81: 1534–45.

Odman P, Oberg B (2005) Effectiveness of intensive training for children with cerebral palsy – a comparison between child and youth rehabilitation and conductive education. *J Rehabil Med* 37: 263–70.

Rosenbaum P (2009) Putting child development back into developmental disabilities. *Dev Med Child Neurol* 51: 251.

Strauss D, Cable W, Shavelle R (1999) Causes of excess mortality in cerebral palsy. *Dev Med Child Neurol* 41: 580–5.

Sullivan P (2009) *Feeding and Nutrition in Children with Neurodevelopmental Disability.* London: Mac Keith Press.

Wright FV, Rosenbaum PL, Fehlings D (2007) How do changes in impairment, activity, and participation relate to each other? Study of children with cerebral palsy (CP) who have received lower extremity botulinum toxin type-A (Bt-A) injections. *Dev Med Child Neurol* 50: 283–9.

World Health Organization (2001) *International Classification of Functioning, Disability and Health (ICF).* Geneva: World Health Organization.

第 12 章　脑瘫的治疗师与治疗方法

概述

　　治疗师是训练有素的专业人员，具有一系列关于人体运作的技能和知识，尤其是人体功能的各个方面。与残疾儿童一起工作的人有时被称为"发育"治疗师，以便让人认识到他们的特长是理解残疾可能对儿童发育造成的影响的重要性。"作业治疗师"使用和调整日常活动以促进健康和幸福（世界作业治疗师联合会 2011）。"物理治疗师"对身体如何运动及全方面保证身体运动良好的方式有更深入的了解，他们利用这一点来促进健康、活动和独立（世界物理治疗联盟 2011）。专注于沟通的治疗师被称为"言语治疗师"（或言语"病理学家"）。实际上，具有这些特定技能的治疗师会有一些重叠，因为他们都旨在帮助儿童优化他们参与日常生活的各个方面。虽然这些是儿童残疾中最常被认可的专业群体，但还有许多其他"治疗师"，他们经常专注于特定的活动，如音乐、骑马、游泳等。

　　脑瘫的治疗方法有很多，随着新思想、知识和证据的出现，这一数字还会增加。不幸的是，到目前为止，关于什么最有效，在什么年龄 / 阶段及如何做的答案很少。由于每个儿童和家庭都是个体并且可能有不同的需求，因此也难以统一。我们需要进行研究来证明哪些策略最有效，对谁有效，还有它们如何有效及为何有效。本章不具备涵盖所有的细节或所有可用的各种干预或辅助性治疗的作用，但希望它可以提供脑瘫治疗和管理的重要原则的概述。

一、治疗师与治疗：原则和观点

治疗被认为是脑瘫患者管理的一个组成部分。尽管存在这种现实，但很少有关于各种可用疗法的疗效、理论基础或是否优于另一种疗法的全面的系统评价［参见 Mayston（2004）对治疗方法的综述］。Anttila 等人（2008）发表的对照试验综述发现支持使用手法治疗和马术治疗的证据有限，但与许多治疗方法研究一样，这些证据仅在少数参与者的情况下获得。由于治疗师经常使用来自不同治疗系统的混合策略的折中方法，因此这些研究中提供的证据的相关性很复杂。当然，这也使得对任何特定治疗系统的评估变得几乎不可能。对于脑瘫患者的家庭来说，很难知道什么是适合他们个人情况的最佳治疗方法。互联网提供了广泛的选择，不幸的是，对于不知情的消费者，人们常常发现互联网上很多都是由那些技能和资质方面都不确定的人提出的未经证实的主张（Rosenbaum 2003; Mayston 2004）。本章末尾将简要讨论这些挑战。

二、什么是治疗?

也许这是一个考虑治疗的定义和意义的好机会。我们能定义吗？大多数人可能认为治疗是由治疗师对孩子做的和与孩子一起做的，和／或将其视为一组练习，然而，最好将治疗视为治疗师帮助家庭（和孩子）学习，让孩子在多种环境中发挥最佳功能的过程。这不仅仅是尽可能多地进行治疗的问题，而是利用治疗师的专业知识来探索使孩子和家庭尽可能充分具备功能性生活的方法。在 ICF（见第 7 章）方面，我们希望通过增强活动和尽量减少残留损伤（如肌肉骨骼和认知限制）来促进日常生活的最佳参与，这些残留损伤是公认的脑瘫的表现（Rosenbaum et al. 2007; Rosenbaum & Gorter 2011）。人们普遍认为脑瘫无法治愈，但其影响可以被矫正，我们都需要意识到——无论是专业人士还是服务对象（即儿童和家庭）——什么是可能的，什么是不可能的，以便可以采取切实可行的策略。

三、治疗的传统

用一个关于所谓的"传统疗法"来开展治疗讨论是恰当的，这种疗法一直是 20 世纪脑瘫干预策略的主要支柱［参见 Mayston（2004）的综述］。

最著名的传统疗法是 Bobath 疗法［也被称为神经发育疗法（neurodevelopmental therapy, NDT）］和引导式教育（conductive education, CE）。两者都在全球范围内实践，Bobath 疗法 /NDT 有特别为专业人士提供的关于它的理论和实践的培训课程，这确保了该疗法在被人们广泛喜爱和采用的疗法列表中的持续强势存在。由于认识到我们现在所理解的神经可塑性——大脑根据经历改变其结构和功能的能力，Bobath 疗法在 20 世纪中期改变了脑瘫儿童的管理方向。Bobath 专注于肌张力和姿势活动，作为支撑功能的身体结构和功能"障碍"因素（现在被称为活动和参与）。虽然 Bobath 疗法 /NDT 对脑瘫管理的进展作出了巨大的贡献，但是没有可靠的证据证明它的疗效，并且因为世界各地的不同从业者以不同的方式实践它，所以很难准确定义它今天的情况（Butler & Darrah 2001; Mayston 2008）。

CE（Bourke-Taylor et al. 2007），脑瘫儿童的第二种众所周知的治疗方法，尽管在一些国家它被视为是一种疗法，但从未被认为是一种治疗系统，在其他国家被视为补充 / 替代疗法。这种管理脑瘫儿童的方法背后的想法是基于良好教育学的原则，这些原则并非 CE 所独有。CE 的基础是这样一种观念，即与群体中的儿童一起工作是有价值的，通过让儿童说出他们正在做的事情并按他们所说的去做来促进儿童的活动。CE 的方法中有许多好的观点，尽管没有证据表明它能比其他方法产生更好的结果（Darrah et al. 2004; Oldman & Oberg 2005; Tuersley-Dixon & Frederickson 2010）。

这两种治疗学派都有可取之处，但不一定能适用于每个个体。我们需要结合生理—心理—社会多层次需求，以更加系统全面的视角制订治疗策略。要做到这一点，可能需要我们静下来审视当今的神经科学、生理学、证据和干预策略，在这些基础上去提出建议并提供优化儿童参与所需的条件。基于这种立场，我们可以摒弃以往的信念（Damiano 2006），而集中精力去关注更有意义的治疗。

需要补充的是，对适用于神经障碍儿童和其他特殊教育需求的各种教育假设、方法和系统进行详细评论超出了本书的范围。该知识需要阅读相关文献。我们要强调的是，掌握原则与实施治疗同等重要。

四、脑瘫儿童治疗的基本要素：解决问题的方法

我们意识到各种各样的治疗方法越来越多，但很明显没有一个系统能提供完整的治疗方案。因此，本章试图提出的是在做出治疗选择时必须牢记的要点。

目前为止许多问题仍未得到解答，例如，应该从何时开始介入治疗，治疗应该持续多长时间，治疗周期应该如何，等等。虽然没有对这些儿童治疗结果的长期研究可以明确回答这些问题，但是我们可以确定在那些发育的关键阶段，需要改变干预的重点以适应儿童不断变化的能力和发展的任务。在考虑某些特定类型的循证干预之前，确定一些治疗干预的指导原则可能会有所帮助。

从事脑瘫管理的专业人员应该是该领域的专家，并且对典型儿童发育的各个方面都有很好的了解，当然还有脑瘫在生命各个阶段的多方面性质。表 12.1 显示了整个生命周期粗大运动功能的关键要素，这可能为任何特定年龄的干预重点提供了一般指导。读者还应参考 GMFCS 各水平的运动发育曲线（附录五），该曲线还提供了最终运动结果和发育平台时间的粗略指导（Rosenbaum et al. 2002）。

以下关键概念是应用于指导发育性残疾儿童的所有治疗干预措施：

·在与儿童和家庭合作中，明确参与目标。明确的目标设定至关重要。

·目标应考虑到儿童 / 家庭活动 / 参与的所有方面，例如，游戏、学校、社交、健身，这需要与家人一起工作的团队成员的意见。目标要具体，要有相关性和可评估性，还要有时间的限定。

·活动/参与的评估和对这些措施的**定期**审查很重要，随着变化的发生或目标变得过时，目标的修订也会很重要。

·儿童/家庭参与制订治疗计划至关重要。确保儿童和家庭知道他们在做什么，以及为什么要做这些活动。团队成员需要提供适当的明确指导、培训和提醒，以便成功参与该计划。

·治疗师应提供明确的策略，让孩子和家人在日常生活中可以放心地实践。

·治疗师应提供有关夹板、辅助器具、设施和辅助设备的建议，并应随着孩子的成长和变化定期检查这些建议。

·没有固定的干预公式或处方。治疗必须根据个人的需求和能力（优势）量身定制，并且在我们看来，治疗还需要与发育和功能目标保持一致，而不是简单地解决生物医学水平的身体结构和功能的"损伤"。

表 12.1　以整个生命周期为视角的常规治疗目标

年龄段	发育关键点	GMFCS Ⅰ- Ⅲ级的治疗要点	GMFCS Ⅳ级和Ⅴ级的附加治疗
新生儿期	适应母体外的新环境	早期干预，重点关注照顾者—儿童的互动/结合。创造适当的环境和与婴儿接触的方式，日常生活处理/保持，照顾婴儿。对于超早产的婴儿，需要最小化感觉体验和操作，因为早产儿甚至不能忍受通常的刺激水平，例如，触摸、噪声、光线等。早期的喂食困难可能是问题的第一个迹象。	癫痫发作，视力受损和鼻饲需求的可能性很高。协助家长了解他们的情况的复杂性。
早期（0~8个月）	自我发现和交流	通过中线运动和自我探索，尤其是对手部功能的早期关注，另一种自我身体的发现成为可能。通过各种声音/面部表情/手势和身体运动来区分哭声和早期交流。建立与外部世界互动的参考点。早期地板移动（滚动、旋转）和不同姿势的体验，例如，俯卧、坐姿。	提供辅助设备——良好的、支持性的座椅和移动性设备（汽车座椅、婴儿车等）。髋关节监测将变得非常重要。参加团体活动，音乐、运动等。

续表

年龄段	发育关键点	GMFCS Ⅰ－Ⅲ级的治疗要点	GMFCS Ⅳ级和Ⅴ级的附加治疗
8～20个月	早期地上活动和探索	在地板上移动的许多方式能够使自己发现自己与他人和环境的关系。喜欢／不喜欢、因果关系。移动性和探索学习。通过手势、标志、简单图片引入早期沟通；自己吃饭。开始监测肌肉骨骼状况并酌情提供辅具／矫形器。	考虑使用辅助动力移动来实现探索。监测进食／饮水的位置，检查反流情况。
幼儿期（20～36个月）	活动性和同伴	认识到一个人不是世界的中心，需要与他人互动。根据需要提供替代的移动方式和支持性设备，以实现直立姿势并参与世界。根据需要继续进行沟通／肌肉骨骼管理（这在所有生命阶段都在进行）。行为：需要像任何正常发育的孩子一样学习界限。	GMFCS Ⅴ级的儿童在 3 岁时达到 90% 的运动发育，因此可以在此阶段制订未来的管理计划。独立步行不是一种选择。考虑移动方式的选择。
幼儿园（3～5岁）	需要适应一个结构；同伴互动	需要适应小组活动并根据需要参加。通常需要可靠的地板坐位；需要开发各种各样的活动方式，如坐姿、站立、行动。进行站立的训练的重要性，如果有任何的可能，未来还需进行站位转移。	GMFCS Ⅳ级的儿童在 3 岁 6 个月时已达到 90% 的运动发育，现在可以制订未来的管理计划。尽早引入技术——这对未来（转移等）很重要。
学龄期（6～11岁）	独立和在教室之外	课堂内外的移动性和娱乐时的独立性，结交朋友—接受。髋关节监视始终非常重要（在GMFCS Ⅲ-Ⅴ级中），但在此阶段更是如此，因为需要花更多的时间在坐位，并且需要更多的移动性服务才能跟上小组成员。娱乐／体育活动很重要。	摆位，转移和肌肉骨骼管理是最重要的。可以启动电动吊式转移系统，这需要对护理人员进行风险评估方面的良好培训。
青春期（~12岁）	生长高峰期：移动性挑战／决定	到中学阶段的重要过渡，进一步发展独立和选择。可能需要对早期的移动性选择提出质疑，并且将来会再次出现。肌肉骨骼系统的另一个关键时期，特别是由于骨骼快速生长导致的肌肉／关节挛缩。开展娱乐／体育活动。	可能需要手术干预以实现坐姿的最佳摆位，因为许多人可以停止使用有助于维持肌肉骨骼完整性的站立装置。

续表

年龄段	发育关键点	GMFCS Ⅰ - Ⅲ级的治疗要点	GMFCS Ⅳ级和Ⅴ级的附加治疗
青少年期（12～18岁）	社会参与；性；朋友；职业；维持身体功能水平	关注学业，建立有意义的友谊；高等教育；为搬离家庭做好准备。各方面的独立性。社会心理幸福感："谈话疗法"在这个时间和之后可能是有价值的。继续进行娱乐活动，以保持健康并促进幸福感。根据需要进行特定治疗输入。	脊柱手术可能适用于脊柱侧凸。监测健康和幸福感。特别强调照顾者的幸福感和支持。
成年期	职业；独立性；关系；"损耗"	保持有用和充实的就业；关系；生育。除健身／娱乐活动外，可能需要针对疼痛、关节磨损和一般活动进行特定的集中身体监测和干预。	持续的监督和照顾者支持。

GFMCS：粗大运动功能分级系统

不言而喻，要应用这些基本原则，需要对儿童的活动／参与进行全面评估、分析和解释并了解背景因素，如家庭动态、态度、社会经济状况和父母对子女的期望。治疗师在根据脑瘫的年龄和类型了解脑瘫影响的自然过程以及对未来的影响的基础上，也需要做出前瞻性的思考。脑瘫患者面临的三大挑战影响他们参与生活的能力：移动、沟通和使用双手进行自我护理，以及涉及操控和支持的所有任务。大多数父母认为最终目标是"我的孩子会走路"。这能否实现及何时实现是治疗师最常被问及的问题。但这应该是最终目标吗？

在从床上转移到轮椅上时使用手臂／手来支撑身体的能力和在日常生活中操控物体的能力，可能比在两个位置之间行走的能力更有利于独立。细想一下，例如，GMFCS Ⅲ级的脑瘫儿童可以设法在汽车和教室之间行走、上厕所、去餐桌，但一旦到达那里就无法做任何事情。她无法利用上肢进行支持或操作，所以她必须依赖其他人帮助进餐及日常生活中的所有其他活动。上肢功能似乎是独立的关键，虽然它通常被认为是作业治疗师的领域，但所有团队成员都应该将其融入他们的目标中。例如，物理治疗师可以就转移和使用助行器提供建议；言语和语言治疗师可以解决自我喂养和使用通讯辅助工具的问题；作业治疗师可以提供穿衣和写作技巧；教师可以探索如何将这些能力融入课堂活动并根据需要进行调整；体育教练可以专注于运动和健身活动。以上列举了一些可促进生活自理的治疗方法。

五、在生物力学和神经功能间取得平衡

每篇生理学课文都告诉我们，肌肉在中间位置时会产生最佳力量。然而常见的是，脑瘫儿童的肌肉不平衡和关节限制会妨碍他们产生足够的力量来轻松地进行日常活动甚至根本无法完成。随着脑瘫儿童的生长，肌肉生长与骨骼生长不匹配，随着时间的推移，这些不平衡会变得更加明显。在这些情况下，我们的挑战是如何使这种不平衡最小化或防止这种不平衡，进而预防它变成固定的模式。但因为不平衡几乎不可能有效地被管理，通常有必要使用夹板、药物和手术。

被动运动 / 牵伸已成为传统物理疗法和作业治疗的主要支柱，但没有证据支持其应用（Pin et al. 2006; Harvey et al. 2007）。有限的证据表明，牵伸肌肉以保持其长度所需的时间是每天几小时（Tardieu et al. 1988），这是手法牵伸不可能做到的，如果真的需要牵伸的话就需要使用辅助器具进行。

六、需要基于活动的治疗

在前一章中，我们指出神经可塑性是神经系统变化的基础，它可以帮助或阻碍发育的进程。从文献中我们可以清楚地看出，那些与人相关的并具有适当的挑战性但又不太困难的活动可以促进神经产生积极的适应性变化。这意味着我们设定的目标需要对个人有意义、具有可实现性，并且必须是要反复训练的，从而足以推动神经系统变化的出现。目前，"我必须练习多长时间来推动这一变化？"这一问题还没有很好的答案（请注意，任何学习弹奏乐器的孩子的父母都可能会问同样的问题）。有证据表明，所有疗法都需要以活动为基础来优化大脑适应和学习的机会，而在使用夹板、抗痉挛药物和手术等辅助性干预措施时

也需要采用基于活动的治疗以优化其效果（Harvey 2010）。"活动"意味着孩子是治疗的积极参与者——无论是基于损伤的治疗，如练习某些任务的分解动作，为了实现更有效的游戏或穿衣而进行抓握和放开动作训练，还是整个活动任务，如游戏或穿衣。

有意义的任务对于任何治疗活动都是必不可少的，正如本书所强调的那样，以任务为中心的方法已被证明可以产生积极的结果（Ketelaar et al. 2001）。某些治疗策略可以使任务的实施变得更容易，如使用环境的改变可以促进训练的实施（Darrah et al. 2011）或提供设备、夹板、辅助设备和器具促进训练。有些有助于优化肌肉长度让参与活动的肌肉能最佳激活的特定治疗，或将某任务进行分解练习的治疗也可能是有用的，本章的下一节将对此进行讨论。这些因素与所有干预领域相关：移动性、沟通、手部功能和所有日常任务的实践，包括家庭/同伴互动、教育、职业和休闲。

在讨论一些具有大量证据的具体干预措施之前，我们将讨论关于治疗计划内容的一些一般原则，尽管这些研究的参与者数量较少而且通常是 GMFCS Ⅰ~Ⅲ级的儿童。*CanChild*（www.canchild.ca）的工作产生了许多有用的结果，包括用 GMFCS 对儿童进行脑瘫分类的功能方法（Palisano et al. 1997, 2008）（见附录一）。GMFCS 由五个级别组成，是以一个人主动进行与坐和行走相关的活动的能力为基础，并且根据年龄进行细分。

我们还需要确定哪些构成"治疗"、哪些构成"管理"。治疗最好被视为特定干预的应用，无论是任务实践、治疗师/护理人员对病人的处理，还是使用设备、手术、药物或夹板，仅举这样几个例子。管理通常被认为是一个更广泛的概念，涉及全面了解儿童的情况并确保在他们的治疗计划中考虑到其脑瘫的所有方面。儿童的 GMFCS 水平可能决定了到底是采用治疗的策略还是更多偏向管理［如 Dodd 等人（2010）所述］。例如，GMFCS 中 Ⅴ级的儿童可能有严重的运动障碍，但认知功能高于平均水平；姿势管理、转移和动力移动将是他们治疗的关键因素。但就这类孩子的参与而言，还应注意他们需要获得一些技术来帮助他们学习、交流、教育和最终从事工作，同时也可能需要解决环境障碍。管理意味着以 24 小时的角度审视孩子的一天，并确保他们生活的各个方面都得到适当的关注和干预，因此需要将治疗整合到整个管理中，并注重团队成员各自的角色。为了改善功能和提高生活质量，我们需要在管理中加入治疗，其实就是给患者提供治疗，从而实现对患者的管理。

　　关于治疗是否应包括实际动手操作策略的讨论很多，目前还没有可以最终回答这个问题的实验研究，然而，孩子的 GMFCS 水平将是做出这一决定的重要因素（Mayston 2007）。下面的观点主要基于临床经验及一些可用的文献，这些文献使我们提出以下指导原则，这些原则需要根据儿童的 GMFCS 水平、环境和文化背景进行应用。

　　·任何治疗计划都应该考虑孩子的整体——这可能需要几个团队成员的意见，因此所有人都需要有共同的观点并就参与目标达成一致。

　　·与家人和孩子的接触是一个重要的起点——这意味着要了解孩子的家庭背景，让孩子参与游戏和日常生活活动，以确定是否存在需要处理的损伤，损伤是什么样的及如何处理，同时还要设立与之相关的活动和参与的目标并进行训练。在进行目标设定时，可以将孩子将要学习做什么，在给予了一点帮助的情况下孩子可以做什么和 / 或父母（和孩子）认为孩子下一步将要发展什么，作为指导目标设定的良好指南。

　　·身体所有系统都需要处于最佳状态才能实现有效的活动。这包括感觉、运动、认知、感知和生物力学系统。感觉系统对于运动控制和学习至关重要——我们学习的是在完成一项任务过程中所有的感觉。例如，感知觉对人体能安全、舒适地在空间进行运动及识别物体的能力都至关重要。从认知角度来看，孩子需要能够参与任务并理解其相关性，而且还有机会解决与任务相关的问题，这样的任务才能促进孩子的学习。我们不应该反复叮嘱孩子"应该去做什么"。

　　·可能需要针对任务表现的生物力学因素提出具体要点。产生运动时需要肌肉产生足够的长度和力量。这可能需要使用"手动辅助"或其他技术，例如，摆位技术、渐进式力量训练，以及使用辅助性治疗，如夹板和药物。手动支持和摆位技术是治疗师用来为孩子提供可能成功参与日常活动的支柱（Dodd et al. 2010）。手法可以辅助孩子学习将要进行的运动的概念或者可以拉长他们的肌肉以使运动更容易练习。这些处理技术可用于日常的任务中。一个例子是使用外加支持来保持孩子的头部和颈部的适当对齐，以使孩子能够更安全地吞咽；另一个例子是在俯卧位或仰卧位或站立架中伸展和激活髋部和膝部屈肌，以便孩子能够更容易练习站立。孩子可以通过负重学会伸展自己的肌肉，例如，可以教导一侧肌力弱和僵硬的孩子在穿衣/脱衣期间或在其他任务期间坐着或站立时使用手臂进行负重，以确保他们的手臂不总是保持在短缩的位置，如果不这样，手臂长期保持在短缩位置可能导致永久性肌肉挛缩。还有许多其他的例子，其中一些由 Dodd 等人（2010）（见第 4 章）及 Finnie（见 Bower 2009）提供。

· 如果治疗师使用支持技术，这些技术必须简单易用，以便儿童和家长学习并在家中开展任务练习，同时也方便不同环境中的任何人用来帮助儿童，特别是在学校中学习和使用。支持技术有其作用和地位，但必须绝对意识到当单独使用或被动使用或连续使用时，支持技术不是一种治疗。"手动支持"本身只是一种治疗技术，并不是一种治疗方法，只有在与主动练习结合使用时才适用，主动练习的目的是让孩子学会自己独立完成活动，不再需要别的"手动支持"。支持技术是帮助孩子，使孩子可以干某件事，不能过分强调支持的作用。

· 应该清楚的是，如果要学习一项任务就需要不断地练习，所以每个人都需要知道如何有效地练习。练习的活动不是训练，而是开展所有日常生活活动的方式，因此需要学习如何和为什么要使用支持技术和摆位技术，为什么要积极练习，以及如何和为什么要使用设备和夹板（如站立架和特殊座位）。手动支持和摆位技术与 GMFCS Ⅲ～Ⅴ级（特别是 GMFCS Ⅳ级和Ⅴ级）的儿童尤其相关，但在某些情况下也可用于 GMFCS Ⅰ级和Ⅱ级的儿童。

· 需要监测孩子的进展情况，因此需要设立针对先前康复目标的定期评估和更新的常规措施。

所有治疗都应侧重于活动和参与，或许在某些情况下，活动和参与的策略可以作为针对损伤的干预策略的一部分。大多数已知的疗法，包括指定的方法，都会声称是基于活动的，但是一些疗法，如"强制性疗法"、跑步机训练和任务训练，明显更加注重活动。这些将在下面简要讨论。虽然肌力训练是一种基于损伤水平的干预，后面也包含对它的讨论，但是肌力训练在脑瘫的治疗方案中一直被忽略，直到最近才开始被重视。

因此，近年来出现的一种疗法是强制性诱导运动疗法（constraint-induced movement therapy, CIMT）（Taub et al. 2004）。该疗法在动物文献（Nudo et al. 1996）和脑卒中后成人研究中具有良好的实验基础（Liepert et al.2000; Wolf et al. 2008）。研究表明，对于患有偏瘫和一些能够使用受累侧手的人，建议每天 6 小时持续 2 周的对受累较轻一侧的强制约束，从而增加受累侧手进行日常生活活动的频率和技巧，因此可以改善受累侧较重一侧的手部功能。已经有一些关于使用改良的 CIMT 方法用于脑瘫儿童的小型研究（Eliasson et al. 2005; Naylor & Bower 2005; Aarts et al. 2010）。这种方法有可能用在小组作业中［如 Aarts 等人（2010）的研究］以使几个孩子受益，并促进社会和同伴互动。

考虑使用这种方法时有两点需要注意。第一，CIMT 被认为对患有偏瘫的非常年幼的婴儿（年龄 <12 月龄）是有害的，因为它可能会损害未受累侧的中枢神经系统区域的进一步发育（未受损的脑半球的幸存皮质脊髓束）（Salimi et al. 2008）。第二，如果与双手训练相结合，CIMT 似乎更有效（Aarts et al. 2010）。目前尚不清楚双向训练在某些情况下是否可能与 CIMT 一样有效（Gordon et al. 2008; Boyd et al. 2010），但目前有些研究正在研究这个问题。临床经验表明，当一侧功能比另一侧好得多时，CIMT 的改良版也可以应用于具有不对称性的全身受累的儿童。实际上是关注受累较重一侧的活动，使双侧能够更有效地合作。

跑步机训练是另一种具有良好理论基础的干预，也是一项"以任务为导向"

的活动。尽管有一些有希望的研究将被提及，但目前还没有强有力的实验证据支持其在临床上的应用。来自动物文献的确凿证据表明，脊髓腰部神经元网络产生节律性的运动（行走）活动（Bélanger et al. 1996）。这些活动不需要大脑去激活它们，尽管大脑必须影响这些网络以使基本程序能适应所有的环境需求。我们还必须记住，步行需要内部产生的姿势控制，如果缺乏则可能需要外部辅助以实现运动模式的功能性使用。

因此，要根据儿童的能力和表现来改善步行的活动能力。这种科学知识构成了有部分体重支持的跑步机训练的基础，该训练主要用于脊髓损伤和脑卒中患者，但也在所有 GMFCS 水平上对脑瘫儿童进行了测试（Schindl et al. 2000; Dodd & Foley 2007; Willoughby et al. 2010）。最近的一篇综述（Willoughby et al. 2009）表明，这种治疗方式对于脑瘫儿童在步行训练和提高步行速度方面是安全可行的（Dodd & Foley 2007），但其研究和结论尚未充分到能够应用于所有类型的脑瘫（参见综述 Mutlu et al. 2009; Willoughby et al. 2010）。这种类型的干预还可能有其他好处，如肌肉力量的变化、对骨密度的正面影响、轮椅转移的容易程度（Schindl et al. 2000）和改善体力（Blundell et al. 2003）。跑步机训练还提供了一种"融合性"活动的可能性，因为许多人去健身中心参加跑步机训练以促进一般健身和有氧能力。这种"治疗"也可以为家庭和同伴活动提供机会。

毫无疑问，对于许多儿童来说，应该进行肌力训练，因为现在很明显肌肉无力是脑瘫儿童的一个重大损害。传统治疗方法中缺乏促进肌力训练的方法，而这点最近在脑瘫治疗"工具箱"中变得更加突出。尽管有几篇综述表明，这种干预在提高肌肉力量和 GMFM 评分上有效果（Damiano & Abel 1998; Dodd et al. 2002），但这种干预与其他所有干预措施一样，对不同的孩子有不同的影响，可能不会永远是有益的（Damiano et al. 2010）。

同样重要的是，要记住，一些研究表明，力量的改善并不总是伴随活动性的改善（Scholtes et al. 2010）。像这样的干预可能在损伤水平上也可能需要基于活动的干预策略进行配合以使其效果最大化。或者，可以在功能性任务期间为肌肉增加负荷，如 Liao 等人（2007）的研究所示，将一个加重的背包应用于从坐到站的任务中。任务方法赋予人一些意义，因此人们更有可能享受它，再通过不断操作和练习进而产生积极的变化。虽然这是一种基于损伤的干预措施，但它也可以是在当地社区健身中心进行的包容性活动的另一种方式（如果为年轻人提供了适当的保险）。一些研究报导了这对青少年和年轻人的益处（Taylor et al.2004）。这种类型的干预可能更适合青少年、年轻人和老年人，因为他们对骨骼系统的发育没有任何担忧，而骨骼系统似乎很容易成为年幼儿童的负担（Faigenbaum 1999）。

七、移动

有许多可接受的方法可以让儿童实现移动，包括滚动、爬行和扶着走，但很快直立的移动会成为常态，并且通常是父母理想的目标，尽管对许多脑瘫儿童来说这种演变不会发生（ Bottos & Gericke 2003；Palisano et al. 2010）。由于 GMFCS 水平在儿童和青少年个体中是有效稳定的，因此它们是粗大运动功能的有用预测因子，从而使我们能够预测脑瘫儿童未来可能的移动结果。一项使用 GMFM 对大量脑瘫儿童进行的研究（Russell et al. 1989）表明，根据 GMFCS 水平可以预测未来的活动性和粗大运动功能（Rosenbaum et al. 2002；参见附录五）。这些数据为促进对未来移动选择的现实讨论提供了坚实的基础。

每个人都需要仔细评估，并且需要监控移动能力和辅助器具。是使用孩子可以独立操作的助行器，还是使用需要将孩子放入里面的助行器？虽然这些助行器给孩子创造了早期的直立行动的经验和探索手段，但是将它们作为长期的选择的建议是非常值得怀疑的。动力移动，包括坐式 / 站立式椅子，越来越多地被步行能力有限的年轻的脑瘫患者选择，还可用于维持肌肉骨骼的完整性，以及使这些患者从低处向高处移动变得容易。这里应该注意的是，能够承担站立时的重量以支持常规转移（通常可以在 GMFCS Ⅲ级或Ⅳ级人员中实现）是获得独立性的重要因素。因此，如果可能的话，应该保持站立和实现站立转移的能力。在治疗方案中使用辅助站立和采取短时间踏步的方法显然需要一些审查和思考，因为虽然这种能力可能无法转化为完全独立的移动，但它可能对护理人员和患者的功能状态产生强大的影响。

移动辅助器具有多种形式，如步行、轮式和动力移动设备，而且一个人可能需要不止一种辅助设备，这取决于他们的活动水平。功能性移动量表（Functional Mobility Scale）是确定移动性需求的有用工具（Graham et al. 2004）。无论选择何种设备都需要适合儿童的体型和体力、环境（可达性）及其功能水平，并应尽早引入，以提供一种探索和参与的手段，以及一种赋权感和对家庭的积极影响（Butler et al. 1983，Butler 1986; Tefft et al. 2011）。

八、辅助性干预

肌肉骨骼系统是使我们的活动发生效应的系统，它需要通过足够的关节活动范围产生有效的肌肉力量，才能充分起到作用以允许人体参与包括移动在内的日常生活活动。物理治疗师面临的最大挑战之一是肌肉骨骼系统的管理以限制和减少挛缩和畸形，这可能成为家长及其子女的一个重要问题，特别是在肌肉的发育无法跟上骨头的快速生长时。夹板、药物治疗、设备和手术形式的辅助性干预是肌肉骨骼系统干预的重要组成部分。这些干预处方可以在使用诸如步态分析之类的客观评估之后开出，但是在某些情况下也会根据经验和临床检查来确定。

描述和详细说明现有的骨科手术的适应证和范围及目前在儿童和成人脑瘫领域的应用超出了本书讨论的范围。这些涵盖了那些预防性的措施、为了维持和改善功能而采用的特定的治疗干预措施及挽救措施，如减轻疼痛和不适。应参考 Horstman 和 Bleck（2007）的综合文本，其中详细介绍了该主题。

近年来，对下肢进行单事件多级外科手术变得越来越普遍（Graham & Selber 2003）。这比那些阶段性进展手术更可取，因为后者意味着孩子不得不离开学校相当长的一段时间，连续几年几乎每年都要接受手术——即所谓的"生日手术"现象。单事件多级外科手术需要良好的物理治疗准备和术后管理，时间安排对最大限度地减少日后进一步手术也很重要（Harvey 2010）。上肢手术较少见，通常是出于美观的原因。在这些情况下，更常见的是使用局部药物，如肉毒毒素（botulinum toxin，BoNT-A），通常考虑到特定功能或美观的目标（Duncan 2010）。

BoNT-A 治疗现在是脑瘫痉挛治疗的主要方法之一，通常在手术前使用。它的优点是具有可逆性（因此它也可以作为手术是否合适的有用指标），并且针对特定肌肉。因此，它是针对局灶性而不是全身性痉挛的治疗方法。关于使用 BoNT-A 的决定需要在个人情况的基础上做出（Harvey 2010）。同样重要的是，将这些注射与物理疗法结合起来，以使运动范围及对儿童活动和参与的影响最大化（Desloovere et al. 2007）。Naumann 等人（2006）已经审查了长期使用 BoNT-A 后的安全性和有效性。BoNT-A 在幼儿中使用的长期影响尚不清楚（Barrett 2011），但它已在成人中长期使用而没有任何不良反应。

口服药物经常用于改变肌肉张力。它们包括巴氯芬和苯二氮䓬类药物。其他药物用于限制流口水，减少不必要的不自主运动，镇痛和治疗癫痫发作。在所有情况下，重要的是要明确并预先设定治疗目标，然后仔细评估这些目标以便有可靠的证据基础来继续或停止这些干预措施。

对痉挛状态和肌肉痉挛的另一种干预是鞘内注射巴氯芬，其具有广泛的作用。它用于降低整个身体的肌肉兴奋性，当有严重的痉挛时可能被考虑。它的使用已被证明对护理和舒适度有积极作用，但总体而言其疗效需要更多的研究来证明（Delgado et al. 2010；Morton et al. 2011）。

在过去 30 年或更长时间，间歇性使用的治疗痉挛的手术方法是选择性背根神经切断术（Smyth & Peacock 2000；Baker & Graham 2011；Grunt et al. 2011，Tedroff et al. 2011）。同样，长期影响尚不清楚，此手术后恢复所需的时间至少为 1 年。任何减少痉挛状态 / 痉挛治疗的成功与否将取决于孩子需要多大的力量才能使他们的肌肉可以有效地利用该手术带来的疗效。

提供动态支持的各种辅助器具和矫形器，读者可参考 Morris 和 Dias（2007）的文章，以及 Morris 等人（2009）发表的国际假肢和矫形器学会的共识报告（另见 Morris & Condie，2009）。通常，矫形器用于预防或矫正肌肉骨骼畸形并改善身体功能，一般是定制的。需要根据个人情况来决定应该使用的类型，何时应该配戴及使用多长时间。治疗师需要确保夹板和矫形器——实际上是所有设备——保持良好的贴合性，并根据尺寸和功能水平需要进行更换。

九、沟通交流

对口头沟通能力有限的人来说，给出简单而一致的"是 / 否"的反应的能力可以改变他们的世界。评估脑瘫患儿的沟通能力是评估的一个组成部分，我们支持使用最近开发的 CFCS 等措施（Hidecker et al. 2011）。之前我们讨论的关于提供移动辅助工具以实现参与和强化的想法也适用于沟通。单词表达能力有限的儿童仍然可以使用其他方式：哭泣、手势、体征、身体动作、微妙的行为等。加强型沟通系统的使用需要尽早开始，无论是通过签名、使用真实物体或已知物体的照片（如家庭成员、床、食物等）的交流卡片，还是图片交换通信符号板或基于技术的系统。GMFCS 任何级别的儿童都可能难以掌握口头沟通技巧。对于具有此类交流活动限制的所有儿童，技术是可以实现非常有效地与他人沟通的手段，包括使用手机和发短信息。

临床经验表明，一些孩子会使用大的身体模式——尤其是大面积的伸展动作——来表达他们想要被注意和 / 或表明他们的需求，或者可能表示与反流有关的不适。治疗师常常将此解释为肌张力障碍性痉挛，然而给孩子提供一种简单的方法来表明是 / 否的答案，可能是阻止这些不必要的运动和消除孩子挫败感所需的。虽然父母非常擅长通过非语言手段、声音和行为来解释孩子的需求，但是我们需要的沟通技能是让遇到的所有人都理解我们，所以当系统到位时，孩子生活中的每个人都要一直使用所选择的沟通方法，这一点很重要。

沟通所需的口部活动也与饮食有关。如何使用口部运动系统来管理不同质地和类型的食物，同时训练口部运动系统，以便能够使用语音进行交流（如果适用于该儿童）。早期饮食模式和技能可能是严重的运动问题的指标。治疗师还需要了解孩子可能正在吸气的迹象，例如，在进餐期间 / 之后咳嗽、窒息或声音变化。有效和安全的饮食对确保充足的营养和生长至关重要（参见 Sullivan 2009）。

十、手功能

将手用于日常任务和职业或者使用沟通或其他设备的能力至关重要。对于生活来说，仅能走到洗手间、餐桌旁或书桌旁是远远不够的，我们需要的是到达后能完成一件有意义的事。如果不能使用双手，就不可能穿衣和照顾自己。手指分离运动对皮质脊髓束的依赖性是众所周知的，但脑瘫患儿常常有皮质脊髓束受损或异常（Carr et al. 1993; Eyre et al. 2007）。除此之外，使用双手还需要来自躯干和下肢的支撑，以便能够在空间中移动，并具有足够的肌肉力量来抓握和操纵物体。感觉控制对我们所有活动，尤其对手功能活动，至关重要。例如，如果你感觉不到，你怎么知道口袋里有什么？

在规划儿童在家庭和学校环境中实现精细运动活动所需的支持程度时，使用 MACS（附录二）会很有帮助（Eliasson et al. 2006）。

最大限度地发挥手部功能通常被视为作业治疗师的领域，但它对孩子的大多数活动来说都是不可或缺的，因此必须是大多数团队成员的关注点。这些活动包括指点交流、握持和操纵助行器、在学校工作、娱乐和玩电脑游戏，等等。

十一、姿势管理

姿势管理是治疗的一个组成部分，它是迄今为止提到的治疗的所有特定疗法和方面的基础。这一点需要特别提及是因为姿势管理需要成为孩子功能运行各个方面的一部分。这包括考虑在游戏、学校和工作时的摆位，使用矫形器、夹板和设备，睡觉位置及在适当时提供睡眠系统。事实上，正如标题所暗示的，它意味着要查看每日时间表的所有方面，特别是关于姿势调整和活动［参见Gericke（2006）最近关于姿势管理的共识声明］。

每个孩子都需要不同的个性化姿势管理内容组合以实现最佳的生活参与，并且这些内容在不同的年龄和阶段会有所不同。例如，青春期正在经历生长突增，儿童可能需要更多的集中管理以维持关节活动范围来实现有效的肌肉活动。这也意味着我们应该意识到，在某些时候，能长期维持活动 / 参与水平是一个有效的目标并代表"治疗成功"，而且有效的维持并不能总是可以产生额外能力方面的改善。表 12.1 总结了发育过程中的关键阶段，从而总结了生命周期中GMFCS 水平的治疗。Dodd 等人（2010）提供了关于寿命管理不同要素的具体案例研究。

十二、其他需要注意的地方

脑瘫管理的其他重要领域是身体健康、娱乐活动、良好营养（Sullivan 2009）和心理健康。患有脑瘫的儿童和成年人有越来越多的机会从事各种体育和娱乐活动。虽然针对这些活动的影响的研究不太普遍，但越来越多的残疾人能够参加休闲和体育活动，并参与国际竞技体育活动。一些研究表明，这可以使残疾人在损伤和活动水平方面获益，但其对参与和生活质量的影响知之甚少。

营养对一些孩子来说是一个巨大的挑战。对于许多 GMFCS 水平为Ⅳ级和Ⅴ级的儿童来说尤其如此。越来越多的人通过胃造口术（不一定被视为长期解决方案）、营养补充和对饮食方面注意来进食，这些都有助于减少进餐时间的压力，这应该是一个令人愉快但经常具有挑战性的活动，对所有人来说可以减轻压力，对脑瘫患者来说更安全。

近年来，人们对生活质量问题给予了更多的关注（在第 13 章中讨论过），现在有越来越多的研究关注这一问题，尽管许多人似乎更关注孩子的父母而不是孩子（Raina et al. 2005；Guyard et al. 2011）。人们对脑瘫患者，特别是儿童及其家人和朋友的心理健康知之甚少。尽管目前尚不清楚心理咨询和个人咨询（所谓的"谈话疗法"）对脑瘫儿童和成人有什么价值，但这两种方法在许多国家对于典型人群来说都是非常流行的治疗方法，现在已成为英国国际医疗服务的一个组成部分。

十三、补充和替代疗法

在整个医学史上，复杂问题的管理始终存在正统和"替代"方法，脑瘫领域也不例外。脑瘫中所谓的"补充和替代医学"（complementary and alternative medicines，CAM）涉及的思想和信念，从那些有某种生物医学意义的思想和信念，到那些基于一般现代生物学理解的和对脑瘫特殊理解的坦率地说相当富有幻想的思想和信念。

对建议使用高压氧治疗（hyperbaric oxygen therapy，HBOT）脑瘫背后的想法进行简要讨论，说明了这些观点。在这种治疗脑瘫的方法中，基本的信念是由于发育中的大脑缺氧而发生脑损伤。（这当然是传统上对脑瘫发生的常见"解释"。）HBOT 的支持者也认为因缺氧而受损部位周围的大脑区域"并未熄火"（效果不佳但可能受到刺激）。他们认为，在压力下（"高压"）迫使额外的氧气进入循环系统具有增加身体的氧气总浓度的作用，从而通过唤醒脑组织的这些"未熄火"区域来促进脑功能。然而，HBOT 对脑瘫有效的"证据"只是基于家庭和从业者的证明及对可疑方法学严谨性的研究（*CanChild* 2001）。

将这些观点与今天关于这些问题的证据进行对比，我们目前对脑瘫的"原因"的理解实际上与 HBOT 的支持者提出的过时的想法完全不同。现在人们认识到，"缺血缺氧性脑病"很少是由脑瘫相关的脑损伤引起的（Nelson 2003）。脑成像研究，包括子宫内正在发育的大脑的超声观察，已经清楚地表明，许多患有脑瘫的儿童在他们出生之前就会发生胚胎发育的大脑结构异常和功能障碍。事实上，许多经历过围产期窘迫的婴儿很可能是因为他们在孕期就存在脑损伤而使他们难以适应生产过程中的困难。

换句话说，关于围产期问题与脑瘫后期发育之间关联的传统观察通常是准确的。然而，我们现在已经认识到，我们长期以来认为的工作的因果路径，因为我们相信它们，所以根据这些信念来解释我们所看到的。我们认为"因果关系"实际上是"果因关系"。因此，现代医学使我们能够以一种全新的视角理解脑瘫，而这种新的理解使人怀疑 HBOT 应该如何及为什么"起作用"的基本假设。也没有证据证明大脑的某些部分是"未熄火"，并且可以被额外的氧气"唤醒"。

HBOT 是为数不多的现代"治疗方法"（正统或异端）中，通过优秀的随机对照试验进行研究（Collet et al. 2001；Hardy et al. 2002）的方法之一。主要研究结果是，几乎使用所有的疗效评估工具——无论是评估运动功能、语言或认知能力方面——那些接受每周 40 小时，超过 8 周使用压力略增加的室内空气充当氧气进行虚假治疗（安慰剂）的儿童，与那些接受过相同数量的"真实"且压力更高、100% 纯氧气治疗的儿童，结果完全一样。因此，即使有人认为暴露于略微升高的压力是一种有效的治疗方法（没有证据支持这一论点），也没有什么证据可以支持使用更高的压力和 100% 的氧气（并且费用可观）进行高压氧治疗。

HBOT 带来的挑战之一是，目前脑瘫中的主流治疗方法所提供的证据级别都不如 HBOT 的临床试验所提供的证据级别高。很明显，我们所有在该领域工作的人都有责任提供各类治疗方法更有效的证据，就像 HBOT 那样。

重要的是，当人们提出分析性关键问题或要求基于研究的合理证据来支持关于这些新方法的价值的主张时，一些支持 CAM 或其他治疗方法的人是非常爱争论的，甚至是要付诸法律诉讼的。我们认为，将举证责任推给新方法的批评者是不合适的，而新想法的提出者有责任提供分析性的关键证据来支持他们的主张。

我们当然会争辩说，所有证据都需要严格审查、定期审查，然后根据可靠的新发现进行修订。一个例子涉及支持对脑瘫儿童使用肌力训练的证据，该训练是必要的，但可能不一定对所有人都有帮助。在二十世纪后期，肌力训练是物理治疗中一个被忽视的领域，但在过去的十年中，它已经重新成为一种重要的治疗干预措施。然而，在十年前强烈推荐之后，最近的证据表明它对所有脑瘫患者可能没有益处，因此，我们被要求修改我们的初步观点，即它是我们临床实践中必不可少的一部分（Damiano et al. 2002, 2010）。因此，挑战在于确定什么有效，什么对个人最有效，以及什么"剂量"合适和在什么发育阶段使用。

十四、结论

治疗师的"工具箱"（Mayston 2007）包含许多项目，随着新的想法、知识和证据的出现，数量也会逐渐增加。这需要进行相关的研究，从而可以向我们展示哪些策略最有效，哪些对谁有效，以及它们如何及为何有效。从本章和其他人的讨论中也可以清楚地看出，团队治疗和管理方法对于为每个人创造最佳结果至关重要。本章没有涵盖所有范围的细节或提及每一种类型的干预或辅助性治疗，只是希望概述脑瘫治疗管理的重要原则。

本章为作者与玛格丽特·梅斯顿（Margaret Mayston）合作完成。

参考文献

Aarts PB, Jongerius PH, Geerdink YA, Limbeek JV, Geurts AC (2010) Effectiveness of modified constraint-induced movement therapy in children with unilateral spastic cerebral palsy: a randomized controlled trial. *Neurorehabil Neural Repair* 24: 509–18.

Anttila H, Autti-Rämö I, Suoranta J, Mäkelä M, Malmivaara A (2008) Effectiveness of physical therapy interventions for children with cerebral palsy: a systematic review. *BMC Pediatr* (Biomed Central Ltd) 24 Apr; 8: 14.

Baker R, Graham K (2011) Functional decline in children undergoing selective dorsal rhizotomy after age 10. *Dev Med Child Neurol* 53: 677.

Barrett RS (2011) What are the long-term consequences of botulinum toxin injections in spastic cerebral palsy? *Dev Med Child Neurol* 53: 485

Bélanger M, Drew T, Provencher J, Rossignol S (1996) A comparison of treadmill locomotion in adult cats before and after spinal transection. *J Neurophysiol* 76: 471–91.

Blundell SW, Shepherd RB, Dean CM, Adams RD, Cahill BM (2003): Functional strength training in cerebral palsy: a pilot study of a group circuit training class for children aged 4–8 years. *Clin Rehabil* 17: 48–57.

Bottos M, Gericke C (2003) Ambulatory capacity in cerebral palsy: prognostic criteria and consequences for intervention. *Dev Med Child Neurol* 45: 786–90.

Bourke-Taylor H, O'Shea R, Gaebler-Spira D (2007) Conductive education: a functional skills program for children with cerebral palsy. *Phys Occup Ther Pediatr* 27: 45–62.

Bower E (2009) *Finnie's Handling the Young Child with Cerebral Palsy at Home.* Oxford: Butterworth Heinemann.

Boyd R, Sakzewski L, Ziviani J et al. (2010) INCITE: A randomised trial comparing constraint induced movement therapy and bimanual training for children with congenital hemiplegia. *BMC Neurol* 12: 4.

Butler C (1986) Effects of powered mobility on self-initiated behaviors of very young children with locomotor disability. *Dev Med Child Neurol* 28: 325–32.

Butler C, Darrah J (2001) Effects of neurodevelopmental treatment (NDT) for cerebral palsy: an AACPDM evidence report. *Dev Med Child Neurol* 43: 778–90.

Butler C, Okamoto GA, McKay TM (1983) Powered mobility for very young disabled children. *Dev Med Child Neurol* 25: 472–4.

CanChild (2001) Hyperbaric oxygen therapy: hot or not? Available at: http://www.canchild.ca/en/canchildresources/hyperbaricoxygen.asp (accessed 7 January 2011).

Carr LJ, Harrison LM, Evans AL, Stephens JA (1993) Patterns of central motor reorganisation in hemiplegic cerebral palsy. *Brain* 116: 1223–47.

Collet JP, Vanasse M, Marois P et al. (2001) Hyperbaric oxygen for children with cerebral palsy: a randomised multicentre trial. HBOT-CP Research Group. *Lancet* 24: 582–6.

Damiano DL (2006) Activity, activity, activity: rethinking our physical therapy approach to cerebral palsy. *Phys Ther* 86: 1534–40.

Damiano DL, Abel MF (1998) Functional outcomes of strength training in spastic cerebral palsy. *Arch Phys Med Rehabil* 79: 119–25.

Damiano DL, Arnold AS, Steele KM, Delp SL (2010) Can strength training predictably improve gait kinematics? A pilot study on the effects of hip and knee extensor strengthening on lower-extremity alignment in cerebral palsy. *Phys Ther* 90: 269–79.

Darrah J, Watkins B, Chen L, Bonin C; AACPDM (2004) Conductive education intervention for children with cerebral palsy: an AACPDM evidence report. *Dev Med Child Neurol* 4: 187–203.

Darrah J, Law MC, Pollock N et al. (2011) Context therapy: a new intervention approach for children with cerebral palsy. *Dev Med Child Neurol* 53: 615–20.

Delgado MR, Hirtz D, Aisen M et al. (2010) Practice parameter: pharmacologic treatment of spasticity in children and adolescents with cerebral palsy (an evidence-based review): report of the Quality Standards Subcommittee of the American Academy of Neurology and the Practice Committee of the Child Neurology Society. *Neurology* 74: 336–43.

Desloovere K, Molenaers G, De Cat J et al. (2007) Motor function following multilevel botulinum toxin type A treatment in children with cerebral palsy. *Dev Med Child Neurol* 49: 56–61.

Dodd KJ, Foley S (2007) Partial body-weight-supported treadmill training can improve walking in children with cerebral palsy: a clinical controlled trial. *Dev Med Child Neurol* 49: 101–5.

Dodd KJ, Taylor NF, Damiano DL (2002) A systematic review of the effectiveness of strength-training programs for people with cerebral palsy. *Arch Phys Med Rehabil* 83: 1157–64.

Dodd KJ, Imms C, Taylor NF (2010). Overview of Therapy. *Physical and Occupational Therapy for People with Cerebral Palsy: A Problem Based Approach to Assessment and Management.* London: Mac Keith Press, pp. 40–72.

Duncan J (2010) Occupational therapy following upper limb surgery. In: Dodd KJ, Imms C, Taylor NF, editors. *Physical and Occupational Therapy for People with Cerebral Palsy: A Problem Based Approach to Assessment and Management.* London: Mac Keith Press, pp. 177–90.

Eliasson AC, Krumlinde-Sundholm L, Shaw K, Wang C (2005) Effects of constraint induced movement therapy in young children with hemiplegic cerebral palsy: an adapted model. *Dev Med Child Neurol* 47: 266–75.

Eliasson AC, Krumlinde Sundholm L, Rösblad B et al. (2006) The Manual Ability Classification System

(MACS) for children with cerebral palsy: scale development and evidence of validity and reliability. *Dev Med Child Neurol* 48: 549–54.

Eyre JA, Smith M, Dabydeen L et al. (2007) Is hemiplegic cerebral palsy equivalent to amblyopia of the corticospinal system? *Ann Neurol* 62: 493–503.

Faigenbaum A (1999). Youth strength training: benefits, concerns and program design considerations. *Am J Med Sports* 1: 243–54.

Gericke T (2006) Postural management for children with cerebral palsy: consensus statement. *Dev Med Child Neurol* 48: 244.

Gordon AM, Chinnan A, Gill S, Petra E, Hung YC, Charles J (2008) Both constraint induced movement therapy and bimanual training lead to improved upper extremity function in children with hemiplegia. *Dev Med Child Neurol* 50: 957–8.

Graham HK, Selber P (2003) Musculoskeletal aspects of cerebral palsy. *J Bone Joint Surg* 85: 157–66.

Graham HK, Harvey A, Rodda J, Nattrass GR, Pirpiris M (2004) The Functional Mobility Scale (FMS). *J Pediatr Orthop* 24: 514–20.

Grunt S, Becher JG, Vermeulen RJ (2011) Long-term outcome and adverse effects of selective dorsal rhizotomy in children with cerebral palsy: a systematic review. *Dev Med Child Neurol* 53: 490–8.

Guyard A, Fauconnier J, Mermet MA, Cans C (2011) Impact on parents of cerebral palsy in children: a literature review. *Arch Pediatr* 18: 204–14.

Hardy P, Collet JP, Goldberg J et al. (2002) Neuropsychological effects of hyperbaric oxygen therapy in cerebral palsy. *Dev Med Child Neurol* 44: 436–46.

Harvey A, Graham HK, Morris E, Baker R, Wolfe R (2007) The Functional Mobility Scale: Ability to detect change following single event multi-level surgery. *Dev Med Child Neurol* 49: 603–7.

Harvey A (2010) Physiotherapy following single-event mulitilevel surgery (SEMLS). In: Dodd KJ, Imms C, Taylor NF, editors. *Physical and Occupational Therapy for People with Cerebral Palsy: A Problem Based Approach to Assessment and Management.* London: Mac Keith Press, pp. 159–76.

Hidecker MJC, Paneth N, Rosenbaum PL et al. (2011) Developing and validating the Communication Function Classification System (CFCS) for individuals with cerebral palsy. *Dev Med Child Neurol* 53: 704–10.

Horstman H, Bleck E (2007) *Orthopaedic Management in Cerebral Palsy*, 2nd edn. London: Mac Keith Press.

Ketelaar A, Vermeer A, Thart H, Van Petegem-van Beek E, Helders PJM (2001) Effects of a functional therapy program on motor abilities of children with cerebral palsy. *Phys Ther* 81: 1534–45.

Liao H, Liu Y, Liu W, Lin Y (2007) Effectiveness of loaded sit-to-stand resistance exercise for children with mild spastic diplegia: a randomized clinical trial. *Arch Phys Med Rehabil* 88: 25–31.

Liepert J, Bauder H, Wolfgang HR, Miltner WH, Taub E, Weiller C (2000) Treatment induced cortical reorganisation after stroke in humans. *Stroke* 31: 1210–16.

Mayston MJ (2004) Physiotherapy management in cerebral palsy: an update on treatment approaches. In: Scrutton D, Damiano D, Mayston M, editors. *Management of the Motor Disorders of CP*, 2nd edn. London: Mac Keith Press.

Mayston MJ (2007) Motor control in paediatric neurology. In Pountney T, editor. *Physiotherapy for Children.* Edinburgh: Butterworth Heinemann Elsevier, pp. 61–72.

Mayston MJ (2008) Bobath@50: midlife crisis – what of the future? Editorial. *Physiother Res Int* 13: 131–6.

Morris C, Dias LC (2007) *Paediatric Orthotics.* London: Mac Keith Press.

Morris C, Condie D (2009) *Recent Developments in Healthcare for Cerebral Palsy: Implications and Opportunities for Orthotics.* Copenhagen: International Society for Prosthetics and Orthotics. Available at: www.ispoweb. org.

Morris C, Condie D, Fisk J (2009) ISPO Cerebral Palsy Consensus Conference Report (available free at www. ispoweb.org). *Prosthet Orthot Int* 33: 401–2.

Morton RE, Gray N, Vloeberghs M (2011) Controlled study of the effects of continuous intrathecal baclofen infusion in non-ambulant children with cerebral palsy. *Dev Med Child Neurol* 53: 736–41.

Mutlu A, Krosschell K, Spira DG (2009) Treadmill training with partial body-weight support in children with cerebral palsy: a systematic review. *Dev Med Child Neurol* 51: 268–75.

Naumann M, Albanese A, Heinen F, Molenaers G, Relja M (2006) Safety and efficacy of botulinum toxin type A following long-term use. *Eur J Neurol* 13 (Suppl. 4): 35–40.

Naylor C, Bower E (2005) Modified constraint-induced movement therapy for young children with hemiplegic cerebral palsy: a pilot study. *Dev Med Child Neurol* 47: 365–9.

Nelson KB (2003) Can we prevent cerebral palsy? *N Engl J Med* 349: 1765.

Nudo RJ, Wise BM, SiFuentes F, Milliken GW (1996) Neural substrates for the effects of rehabilitative training on motor recovery after ischaemic infarct. *Science* 272: 1791–4.

Oldman P, Oberg B (2005) Effectiveness of intensive training for children with cerebral palsy – a comparison between child and youth rehabilitation and conductive education. *J Rehabil Med* 37: 263–70.

Palisano RJ, Rosenbaum PL, Walter S, Russell D, Wood E, Galuppi B (1997) Development and reliability of a system to classify gross motor function in children with cerebral palsy. *Dev Med Child Neurol* 39: 214–23.

Palisano RJ, Rosenbaum P, Bartlett D, Livingston MH (2008) Content validity of the expanded and revised Gross Motor Function Classification System. *Dev Med Child Neurol* 50: 744.

Palisano RJ, Hanna SE, Rosenbaum PL, Tieman B (2010) Probability of walking, wheeled mobility, and assisted mobility in children and adolescents with cerebral palsy. *Dev Med Child Neurol* 52: 66–71.

Pin T, Dyke P, Chan M (2006) The effectiveness of passive stretching in children with cerebral palsy. *Dev Med Child Neurol* 48: 855–62.

Raina P, O'Donnell M, Rosenbaum P et al. (2005) The health and well-being of caregivers of children with cerebral palsy. *Pediatrics* 115: e626–36.

Rosenbaum P (2003) Controversial treatment of spasticity: exploring alternative therapies for motor function in children with cerebral palsy. Review. *J Child Neurol* 18 (Suppl. 1): S89–94.

Rosenbaum PL, Gorter JW (2011) The 'F-words' in childhood disability: I swear this is how we should think! *Child Care Health Dev* doi:10.1111/j.1365-2214.2011.01338.x.

Rosenbaum PL, Walter SD, Hanna SE et al. (2002) Prognosis for gross motor function in cerebral palsy: Creation of motor development curves. *JAMA* 288: 1357–63.

Rosenbaum PL, Paneth N, Leviton A, Goldstein M, Bax M (2007) A report: the definition and classification of cerebral palsy April 2006. *Dev Med Child Neurol* 49 (Suppl. 109) : 8–14.

Russell DJ, Rosenbaum PL, Cadman DT, Gowland C, Hardy S, Jarvis S (1989) The gross motor function measure: a means to evaluate the effects of physical therapy. *Dev Med Child Neurol* 31: 341–52.

Salimi I, Friel KM, Martin JH (2008) Pyramidal tract stimulation restores normal corticospinal tract connections and visuomotor skill after early postnatal motor cortex activity blockade. *J Neurosci* 28: 7426–34.

Schindl, MR, Forstner C, Kern H, Hesse S (2000) Treadmill training with partial bodyweight support in nonambulatory patients with cerebral palsy. *Arch Phys Med Rehabil* 81: 301–6.

Scholtes VA, Becher JG, Comuth A, Dekkers H, Van Dijk L, Dallmeijer AJ (2010) Effectiveness of functional progressive resistance exercise strength training on muscle strength and mobility in children with cerebral palsy: a randomized controlled trial. *Dev Med Child Neurol* 52: e107–13.

Smyth MD, Peacock WJ (2000) The surgical treatment of spasticity. *Muscle Nerve* 23: 153–63.

Sullivan PB (2009) *Feeding and Nutrition in Children with Neurodevelopmental Disability*. London: Mac Keith Press.

Tardieu C, Lespargot A, Tabary C, Bret MD (1988) For how long must the soleus muscle be stretched each day to prevent contracture? *Dev Med Child Neurol* 30: 3–10.

Taub E, Ramey SL, DeLuca S, Echols K (2004) Efficacy of constraint induced movement therapy for children with cerebral palsy with asymmetric motor impairment. *Pediatrics* 113: 305–12.

Taylor NF, Dodd KJ, Larkin H (2004) Adults with cerebral palsy benefit from participating in a strength training programme at a community gymnasium. *Disabil Rehabil* 26: 1128–34.

Tedroff K, Löwing K, Jacobson DN, Aström E (2011) Does loss of spasticity matter? A 10-year follow-up after selective dorsal rhizotomy in cerebral palsy. *Dev Med Child Neurol* 53: 724–9.

Tefft D, Guerette P, Furumasu J (2011) The impact of early powered mobility on parental stress, negative emotions, and family social interactions. *Phys Occup Ther Pediatr* 31: 4–15.

Tuersley-Dixon L, Frederickson N (2010) Conductive education: appraising the evidence. *Educ Psychol Pract* 26: 353–73.

Willoughby KL, Dodd KJ, Shields N (2009) A systematic review of the effectiveness of treadmill training for children with cerebral palsy. *Disabil Rehabil* 31: 1971–9.

Willoughby KL, Dodd KJ, Shields N, Foley S (2010) Efficacy of partial body weight-supported treadmill training compared with overground walking practice for children with cerebral palsy: a randomized controlled trial. *Arch Phys Med Rehabil* 91: 333–9.

Wolf SL, Winstein CJ, Miller JP et al. (2008) Retention of upper limb function in stroke survivors who have received constraint-induced movement therapy: the EXCITE randomised trial. *Lancet Neurol* 7: 33–40.

World Confederation for Physical Therapy (2011) Physiotherapy. Essential to your health, mobility and independence. Available at: http://www.wcpt.org/sites/wcpt.org/files/files/Publicity_materials-CPA-Physiotherapy_essential_to_your_health.pdf (accessed 12 March 2011).

World Federation of Occupational Therapists (2011). What is occupational therapy? Available at: http://www.wfot.org/AboutUs/AboutOccupationalTherapy/WhatisOccupationalTherapy.aspx (accessed 12 March 2011).

第四部分

儿童期及之后的疗效

第13章 疗效

概述

　　脑瘫患者的"疗效"是个多层次的议题。为了回答人们关于"疗效"的问题，在本章的第一部分我们就针对其可能的含义进行清楚地阐述。这样我们就更有可能回答家长、同事或政策制定者提出的具体的问题。我们提供的答案部分取决于用于评估疗效的工具是什么、谁在询问、他们究竟在问什么、他们的参考架构是什么、如何给"疗效"下定义和对时间进程的考虑。识别这些因素的目的只是简单地提醒人们，通常答案取决于对问题的准确理解。本章的第二部分讨论生活质量（quality of life, QoL），并提出制订疗效目标的方法上的建议。

一、疗效是什么，由谁判断？

　　关于脑瘫患者最常见的关注点是"随着时间的推移，这些孩子'会'怎样？"这是一个非常合乎常理的关注点，但读者也应明白这是一个复杂的问题。显而易见，要回答这个问题有许多方面的因素要考虑。在直接回应具体问题之前，重要的是要考虑清楚，为了合理地回应这个表面上直截了当的问题，必须要弄清楚其中的要点。这包括理解问题的背景，为了要了解这一背景，需要认识到不同脑瘫"故事"中的不同角色对各种疗效有着不同的期望。我们将逐个对如此广泛的关注做简要的概述，同时也会列举一些例子说明我们的想法。

1991 年，Goldberg 写了一篇重要文章，关于专业人士需要认识到的有关疗效我们必须要考虑的三个方面：技术、功能健康和患者满意度。技术方面的疗效是指干预后所观察到的"客观"上的改变。这些可以是在放射影像学上（如手术后脊柱的对位对线），或简单的器械（如量角器评估关节活动范围），或临床上（如痉挛状态的变化）所测量到的。所有这些例子都是我们从业者所感兴趣的疗效。当然，作为临床医生，我们会注重给个体和公众所开具的干预处方是否达到了预期的"疗效"。只有通过系统性的、信度和效度的循证积累，我们才能较有信心地认为这些干预措施能够 / 或即将能够在特定条件下达到预期疗效，并且其有益之处是多于有害之处的。

Goldberg 提到的第二方面的疗效是对"功能健康"的影响。对许多人而言，包括家长和孩子，这方面的疗效可能就是人们俗称的"结果会怎样？"。这涉及那些接受了治疗的个体，技术方面的效果是否给功能的健全带来改变。在 ICF（WHO 2001）术语中（见第 7 章），这方面的疗效可能被归类为对"活动"或"参与"带来的影响——通常人们对生活方面的变化比我们上文描述的技术层面上的变化似乎更有兴趣。从这里可以看出，在任何具体疗效的成功和价值观上的改变都会改变我们对"疗效"的整体讨论。

当然，如果干预是针对改善疼痛，可以归类在 ICF 的"身体结构和功能"层面，大多数人会认为这种情形下直接针对"技术"层面干预的成功非常重要。值得留意的是，这样的疗效也可能是患者本身的目标，可能会对患者的活动和参与产生溢出性效应。这实际上为干预措施的成功提供了一定程度上的佐证。而类似上述对"身体结构和功能"改善的疗效并不一定自动转化为其他方面的疗效，如改变了一个肢体的力学排列。这并不一定能转化为活动或参与上的改善（Wright et al. 2007）。

Goldberg 描述的第三方面的疗效是要考虑患者满意度，如第 8 章的提纲中提到，我们会把家长和亲属的满意度也包括其中。这一类型的疗效，由进行评估的人员报告，应该是把家长或他们的孩子所经历的对技术和功能健康层面的疗效判断都结合在一起。但是，正如其他方面所提出的，我们相信可以有对服务提供过程的疗效判断，是自成一体的重要指标而不只是取决于对技术和功能健康层面的疗效。我们相信我们能够也应该成为我们提供服务和干预措施的目标。

二、衡量疗效：我们需要什么样的工具？

我们所关注的疗效的性质决定我们需要用什么样的手段来获得最好（最真实、最有效）的答案。对衡量非常简单的表述就是：无论做什么工作，人们都需要用正确的"工具"去完成。这正是我们将要阐明的，毋庸置疑，在评估研究结果的可信度时，用于收集疗效信息的方法也同样非常重要。

实际上，测量只是用来解决具体任务的工具。想想用于评估孩子头围的一把卷尺、用于评估人体重量的体重计或用于测量血压的袖带。无论我们是在谈论技术上简单如卷尺来评估尺寸或像磁共振扫描仪这种用更复杂的机械原理去探索身体的内部结构和运作，每一种工具都需要能够可靠地（即一致性）评估它所测量的信息。只有在这种情况下，我们才能确信通过该工具所得的具体信息有代表性。此外，每个工具必须能提供所测量或评估的特性的有效（即"真实"）指标。

确定所要测量的目标也很重要，这样才能选择正确的工具（Rosenbaum 1998）。要评估某些东西是否出现或出现的程度，就需要通过测量去区分所关注的已出现的特征。要预测一个人未来的状态，就需要已知的有能力提供这方面信息的测量方法（和研究设计）。要评估变化，就必须使用已知的能测量到随着时间推移而确实发生了有意义的变化的方法。

为了考虑人们可能会问的各种类型的问题及回答这些问题所用的工具，我们将以粗大运动功能作为例子加以说明。

假设一个孩子因为疑似有运动发育"迟缓"而到社区诊所就诊。我们可能会使用筛查工具来"区分"孩子的功能是否在正常发育的预期范围内（他们

"通过"了筛查测试）或超出该范围（他们"未通过"筛查测试，结果呈"阳性"，需要进一步评估）。对于这种测量演练，我们需要有该工具的"参考常模"。这些常模是针对那些与前来就诊的孩子相类似的人群的适当的发育水平制订的。筛查测试是一个有参考常模的甄别工具的例子，使我们能看到某人的表现是否"足够好"以通过筛查测试。如果孩子"未通过"筛查测试，那么我们就要仔细查看，他们是否确实存在问题，或者对他们的困难是否可以找到解释。

当孩子确定患有脑瘫时，家长可能会问"有多严重？"，这个问题需要另一种有辨析能力的测量或分类工具来帮助回答。在这种情况下，我们的兴趣在于使用一种有针对性的，重要的是能分辨孩子不同功能级别的，同时又对家长有意义的评估工具。如 GMFCS 这一类的评估工具（Palisano et al. 1997, 2008）（见附录一）。众所周知，GMFCS 对粗大运动功能的差异性的 5 个级别的区分是重要的且相对稳定的（Palisano et al. 2006）。这些信息对准备好问问题的家长来说是有用的。

家长也可能想知道"我的孩子会走路吗？"，这个问题显然是对未来状态的一个预测，有两个要素需要考虑。第一，要描述当前的功能状况，这一点 GMFCS 可以做到，因此就有共同的语言去描述进行预测的起点。第二，通常也是更重要的，即来自有系统性地跟踪目标人群（这里指的是粗大运动移动能力）的"疗效"方面的预测性（前瞻性）研究实证。如果有关于后期功能状况与前期功能状况"指标"评测结果相关联方面的可靠且有效的信息，便可以进行预测。来自安大略省的运动成长研究（Rosenbaum et al. 2002）已经清楚地表明，使用 GMFCS 作为预测的指标（测量）（附录五），我们可以高度准确地回答家长关于孩子 2 岁以后将来移动功能方面的问题（Wood & Rosenbaum 2000）。

关于运动测量方面的问题，临床医生和研究人员通常关注的是用什么工具去评估随着时间的推移功能状态上的变化或对干预的反应。这就需要一些已经过验证的变量检测工具。正如我们多年前曾提到的（Rosenbaum et al. 1990），当人们没有留意评估工具的功能时，就很容易误用那些看似好的测量工具而得出令人失望的结果。在早期的脑瘫研究中，许多我们使用的评估工具不一定是为脑瘫儿童开发的，而它们也都几乎总是有常模作为参考而有助于功能水平的区分，但通常它们不是为评估变化而设计的。

试想一下，以智商测试为例，其中得分涉及计算当前表现的"原始"分数和将该值除以儿童的年龄得出的"商"。随着时间的推移，一个正常的孩子获得了大量的知识和技能，但他们的智商变化却不大。原因是分母不断变化（增大），因为每次评估时孩子的年龄都会增加，使用传统的智商去评估知识和技能变化显然会导致随着孩子长大而并没有变好的结论，而事实恰恰相反。

为了评估脑瘫患儿的运动功能，需要使用专门设计的测量工具，如 GMFM（Russell et al. 2002）和儿童残疾评估量表（Pediatric Evaluation of Disability Inventory, PEDI）（Haley et al. 1992）。这两个测量工具都是针对变量的检测而设计的，且经过验证，即变量变化时他们有能力检测到，而且当随着时间推移而功能状态稳定时，其检测分数则保持一致。

回到"疗效"这一主题，我们回答关于疗效一类问题的能力在很大程度上取决于我们是否拥有合适的评估工具及我们所给出的答案是否基于恰当的研究基础之上。这些广泛的"批判性鉴赏"问题在第 6 章已进行了阐述。

三、疗效的时间进程

我们探究"随着时间的推移"脑瘫患者会变得怎样，这反映了在试图回答这个问题时我们要考虑清晰的时间进程的重要性。如上所述，在这个问题上，不同的提问者可能意味着不同的事情。家长和专业人员通常心目中有着不同的疗效，同时当然也在考虑不同的时间进程。

实际上，我们所知的大多数疾病的疗效是在相对较短的时间间隔的观察中收集到的。针对具体干预措施的研究通常会是几个月或者可能长达几年。而有些提问者（如项目经理或政策制定者）可能会要求更长的时间。因此，除了像生存率这样粗略的疗效指标外，我们往往缺乏长时间的疗效信息。

造成这种困境的原因很多。一方面，在研究中要长时间有系统性地对某类型的对象进行正式的观察是非常困难的。其中一个实际原因是具体的研究通常得到资助的时间为两三年或偶尔五年，除此之外，观察我们感兴趣的疗效期通常都比这时间段更短。因此，长期技术疗效可能就乏善可陈了。

另一个实际原因是，当试图将具体疗效归因于具体干预时，我们需要认识到许多其他因素也可能同时会对该疗效产生潜在的影响。其中包括孩子的自然发育、他们可能同时正在接受的额外干预、他们的健康状况、他们根据偏好所选择或避免的活动，以及他们在活动中的投入程度。

显而易见，在回答"这些孩子日后会怎样？"这一问题上，我们需要知道谁在问这个问题且弄清这个问题背后的真正含义。无论提问者是家长、专业人士、经理、做资源决策的政策分析师还是公众成员，这一点都适用。

四、生活质量

在疗效方面，近期相对地关注在有实质性的健康问题的人群的生活质量（QoL）上。对 QoL 的主题进行简要的概述是重要的，因为即使我们进入 21 世纪的第二个十年，这些观点仍然在发展、澄清、辩论和衡量中，有时甚至是相互矛盾的。以下观点只反映作者的个人见解（甚至也许是偏见），但希望通过讨论相关的问题有助于大家的理解。

QoL 的概念已被接纳，并且越来越多地在社区中得到推广。"生活质量"这一短语在每日的报纸中也经常被使用。政客们认为，他们的政策改善了选民的"生活质量"；广告商向我们保证，他们的产品和服务将提高我们的"生活质量"。在健康领域，过去十年或更长时间，人们对"生活质量"的关注度已经达到了高峰，到了几乎每个人都想去衡量这方面的"疗效"，或是对患者的福祉方面的描述，或是一种干预的疗效。

把两个广泛的概念区分开来很重要：人们称之为"健康相关的生活质量"

（health-related quality of life，HRQOL），即疾病（几乎总是慢性病）影响人们的福祉，而我们喜欢称之为人们的"生存"的 QoL，这是人们对自己生活状况的个人评估和评价。前一种观点与 ICF 的理念是一致的（见第 7 章）。这一观点已经得到发展，因为其共识是我们需要留意疾病对人们的生活和功能的影响，而不仅仅是他们的生物医学状况。这些问题 Livingston 等人（2007）和 Rosenbaum（2007）已经讨论过，关于这些观点的差异论证的数据来自 Rosenbaum 等人（2007）。

对功能和福祉的兴趣的扩展，对我们来说，代表着对疗效范围的一个重要扩展，我们认为这是在与慢性病患者一起工作时应该考虑的。在这些疗效中，人们应该区分通用（广泛适用）的"健康状况"测量和多属性效用测量。"健康状况"测量是描述人们功能的一系列多方面的维度，如成人领域的 SF-36（Ware & Sherbourne 1992），而多属性效用测量是经济学家专门为了计算价值（"效用"）而开发的，而人们把它们用于健康状态上，如健康效用指数（Feeny et al, 1996）。前一种测量工具是描述性的，允许我们对患有不同疾病的人的健康状况进行比较。后一种测量工具除了对所测量的人群的每一种具体的功能状态组合的社区衍生效用或价值［通常自 0.0（死亡）到 1.0（完全健康）］进行归因外，还可以对跨病种、治疗、社区等进行比较。

然而，要注意的是，虽然这些 HRQOL 测量通常被称为 QoL 测量，但我们更愿意将它们视为功能状态的测量。各种方法测量到的这些与健康状况有关的"质量"或指标，所测的不是有病的人群，而是来自社区的广大公民。有研究指出（Albrecht & Devlieger 1999），有着显著可见的功能障碍的人，他们 QoL 的自我评价可以非常好，这显然是自相矛盾的。这些研究结果指出了外界在考虑那些健康状态的价值（降低）（可能是人们假想自身处于这种健康状况下的感受）与真正有这种健康状况的人的观点与判断之间存在差异，显然两者是通过一个完全不同的视角来看待自己的世界。

与那些青少年脑瘫患者一起工作的经历，使我们能够把客观测量的

HRQOL 与我们所观察到的及这些年轻人自我评估的 QoL 的结果进行联系比较。在效用测量结果方面两者之间存在非常显著的差异，这些测量结果是通过询问这些年轻人生活中在"自我存在、自我归属、自我未来"（这些没有因运动受损而产生系统性的变化）等方面的问题所获得的，其中许多与运动受限的严重程度有着显著的差异。换句话说，这些年轻人对自己生活的看法显然是不受其他人可能认为较差的功能状态的制约（Rosenbaum et al. 2007）。这两组观察之间的头对头的关联性非常弱，表明实际上他们测量的是人们生活的不同领域（疗效）。

五、确定疗效

患者报告的疗效正越来越受到关注［例如，美国食品和药物管理局（http://www.fda.gov/AboutFDA/PartnershipsCollaborations/PublicPrivatePartnership Program/ucm231129.htm）（2012 年 3 月 20 日访问）和英国的 INVOLVE 项目（http://www.invo.org.uk/）］。这种趋势反映了在健康服务领域的一种意识，那就是专业人员需要知道患者的治疗目标是什么并尽最大努力去评估这些目标。我们在整本书中参考了 Ketelaar 及其同事（2001）在这方面的研究，该研究解释了家人和孩子参与治疗目标的制订、适当地调整干预措施并评估这些目标的实现情况的重要性。

一种专门用于识别患者目标且被广泛应用的评估工具是加拿大作业活动测量表（Canadian Occupational Performance Measure，COPM）（Law et al. 1998）。COPM 是在作业"表现"模式的基础上，包括患者确定的在自我照顾、生产活动和休闲活动方面的目标（McColl et al. 2005）。受访者在访问者的提示下，找出他们在作业表现领域想要、需要或期望去做，但又有困难或对目前的"完成情况"不满意的事情。确定作业表现的问题后按 1 ~ 10 的范围对重要性进行打分（1 = 完全不重要，10 = 非常重要）。然后，患者找出五个"最重要的问题"，并对表现和满意度进行打分。在完成针对这些目标的干预之后，受访者对这些领域当前的状况进行评价并判断这些目标是否实现及实现的程度。有充分证据表明 COPM 可以用于幼儿的家长（Cusick et al. 2007）。加拿大也使用 COPM 来确定青少年脑瘫患者所关注的问题（Livingston et al. 2011）。

另一个著名的目标设定和评估的方法是目标达成度评价量表（Goal Attainment Scaling, GAS）[参见 Steenbeek 等人（2007）对其在儿科中的应用综述]。在 GAS 设置具体目标，然后描述两个级别的成功超越目标及同样是两个级别的没有达成目标（King et al. 1999）。Novak 等人（2009）和 Wallen 等人（2007）都有效地使用 GAS 进行了脑瘫儿童的研究。Cusick 等人（2006）对 COPM 和 GAS 两者进行了探索，并认为两者都有效，同时指出疗效评估方法的选择应取决于研究目的、逻辑和资源等因素。基于对学龄前脑瘫儿童的研究，Ostensjø 等人（2008）建议将两种评估方法结合使用并指出当这样做时"出现了在日常活动中设定和实施目标的动态的和互动的过程"。McDougall 和 Wright（2009）提出了关于如何把 GAS 与 ICF-CY 结合使用的想法以提供一种让家长参与疗效判断的方法（即以家庭为中心）并进行了标准化。

最后，找出一种基于循证证据基础的例子是值得的，我们希望了解脑瘫患者在很多功能领域的长期疗效。正如本章前面叙述的那样，安大略省运动成长研究（Rosenbaum et al. 2002），在 4 年的时间里，随机在社区选择几百名青少年和脑瘫患者进行粗大运动功能评估。他们使用专门设计的评估方法，以绘制 GMFCS 每个级别的运动功能分布模式图。随后，这个前瞻性的纵向研究对这些处于青少年阶段的 200 多名年轻人进行了第二阶段评估（Hanna et al. 2009）。这些增加的视角有助于确定在某些组群中运动功能测量值有所下降。在进行家庭和年轻脑瘫患者咨询时，这一类的资讯很重要。这也提醒专业人员，要额外留意那些有降低风险的组群，了解这些变化背后的机制并探索可能预防或延缓这些下降的干预措施。

随着经过验证的描述手功能（Eliasson et al. 2006）和沟通功能（Hidecker et al. 2011）水平的分类系统的出现，现在有机会进行类似脑瘫患者长期功能疗效方面的研究。如上所述，只有对相同的对象的连续性的功能表现进行多年的系统性的前瞻性纵向研究，我们才会有信心去了解这些"疗效"的真正表现。这些问题的其他方面在第 12 章已进行了讨论。

参考文献

Albrecht GL, Devlieger PJ (1999) The disability paradox: high quality of life against all odds. *Soc Sci Med* 48: 977–88.

Cusick A, McIntyre S, Novak I, Lannin N, Lowe KA (2006) Comparison of goal attainment scaling and the Canadian Occupational Performance Measure for paediatric rehabilitation research. *Pediatr Rehabil* 9: 149–57.

Cusick A, Lannin NA, Lowe K (2007) Adapting the Canadian Occupational Performance Measure for use in a paediatric clinical trial. *Disabil Rehabil* 29: 761–6.

Eliasson AC, Krumlinde Sundholm L, Rösblad B et al. (2006) The Manual Ability Classification System (MACS) for children with cerebral palsy: scale development and evidence of validity and reliability. *Dev Med Child Neurol* 48: 549–54.

Feeny DH, Torrance GW, Furlong WJ (1996) Health Utilities Index. In: Spilker B, editor. *Quality of Life and Pharmacoeconomics in Clinical Trials*, 2nd edn. Philadelphia: Lippincott-Raven, pp. 239–52.

Goldberg MJ (1991) Measuring outcomes in cerebral palsy. *J Pediatr Orthop* 11: 682–5.

Haley SM, Coster WJ, Ludlow LH et al. (1992) *Pediatric Evaluation of Disability Inventory: Development, Standardization, and Administration Manual*, Version 1.0. Boston: New England Medical Center.

Hanna SE, Rosenbaum PL, Bartlett DJ et al. (2009) Stability and decline in gross motor function among children and youth with cerebral palsy aged 2 to 21 years. *Dev Med Child Neurol* 51: 295–302.

Hidecker MJC, Paneth N, Rosenbaum PL et al. (2011) Developing and validating the Communication Function Classification System (CFCS) for individuals with cerebral palsy. *Dev Med Child Neurol* 53: 704–10.

Ketelaar M, Vermeer A, Hart H et al. (2001) Effects of a functional therapy program on motor abilities of children with CP. *Phys Ther* 81: 1534–45.

King GA, McDougall J, Palisano RJ, Gritzan J, Tucker MA (1999) Goal attainment scaling: Its use in evaluating pediatric therapy programs. *Phys Occup Ther Pediatr* 19: 31–52.

Law M, Baptiste S, McColl M, Carswell A, Polatajko H, Pollock N (1998) *Canadian Occupational Performance Measure (COPM) Manual*, 3rd edn. Ottawa, ON: CAOT Publications ACE.

Livingston M, Rosenbaum PL, Russell D, Palisano RJ (2007) Quality of life among adolescents with cerebral palsy: descriptive and measurement issues. *Dev Med Child Neurol* 49: 225–31.

Livingston MH, Stewart D, Rosenbaum PL, Russell DJ (2011) Exploring issues of participation among adolescents with cerebral palsy: what's important to them? *Phys Occup Ther Pediatr* 31: 275–87.

McColl MA, Law M, Baptiste S, Pollock N, Carswell A, Polatajko HJ (2005) Targeted applications of the Canadian Occupational Performance Measure. *Can J Occup Ther* 72: 298–300.

McDougall J, Wright V (2009) The ICF-CY and Goal Attainment Scaling: benefits of their combined use for pediatric practice. *Disabil Rehabil* 31(16): 1362–72.

Novak I, Cusik A, Lannin N (2009) Occupational therapy home programs for cerebral palsy: a double blind, randomized controlled trial. *Pediatrics* 124: e606–14.

Ostensjø S, Oien I, Fallang B (2008) Goal-oriented rehabilitation of preschoolers with cerebral palsy – a multi-case study of combined use of the Canadian Occupational Performance Measure (COPM) and the Goal Attainment Scaling (GAS). *Dev Neurorehabil* 11: 252–9.

Palisano R, Rosenbaum P, Walter S, Russell D, Wood E, Galuppi B (1997) Development and reliability of a system to classify gross motor function in children with cerebral palsy. *Dev Med Child Neurol* 39: 214–23.

Palisano R, Cameron D, Rosenbaum PL, Walter SD, Russell D (2006) Stability of the Gross Motor Function Classification System. *Dev Med Child Neurol* 48: 424–8.

Palisano RJ, Rosenbaum P, Bartlett D, Livingston MH (2008) Content validity of the Expanded and Revised Gross Motor Function Classification System. *Dev Med Child Neurol* 50: 744.

Rosenbaum PL (1998) Screening tests and standardized assessments used to identify and characterize developmental delays. *Semin Pediatr Neurol* 5: 1–7.

Rosenbaum P (2007) Children's quality of life: separating the person from the disorder. *Arch Dis Child* 92: 100–1.

Rosenbaum P, Cadman D, Russell D, Gowland C, Hardy S, Jarvis S (1990) Issues in measuring change in motor function in children with cerebral palsy. A special communication. *Phys Ther* 70: 125–31.

Rosenbaum PL, Walter SD, Hanna SE et al. (2002) Prognosis for Gross Motor Function in Cerebral Palsy: creation of motor development curves. *JAMA* 288: 1357–63.

Rosenbaum PL, Livingston MH, Palisano RJ, Galuppi BE, Russell DJ (2007) Quality of life and health-related quality of life of adolescents with cerebral palsy. *Dev Med Child Neurol* 49: 516–21.

Russell D, Rosenbaum PL, Avery L, Lane M (2002) *The Gross Motor Function Measure. GMFM-66 and GMFM-88 (Users' Manual)*. Clinics in Developmental Medicine No. 159. London: Mac Keith Press.

Steenbeek D, Ketelaar M, Galama K, Gorter JW (2007) Goal attainment scaling in paediatric rehabilitation: a critical review of the literature. *Dev Med Child Neurol* 49: 550–6.

Wallen M, O'Flaherty SJ, Waugh MC (2007) Functional outcomes of intramuscular botulinum toxin type and occupational therapy in the upper limbs of children with cerebral palsy: A randomized controlled trial. *Arch Phys Med Rehabil* 88: 1–10.

Ware JE Jr, Sherbourne CD (1992) The MOS 36-item short-form health survey (SF-36). I. Conceptual framework and item selection. *Med Care* 30: 473–83.

Wood E, Rosenbaum P (2000) The Gross Motor Function Classification System for cerebral palsy: a study of reliability and stability over time. *Dev Med Child Neurol* 42: 292–6.

World Health Organization (2001) International Classification of Functioning, Disability and Health. Geneva: World Health Organization.

Wright FV, Rosenbaum PL, Fehlings D (2007) How do changes in impairment, activity, and participation relate to each other? Study of children with cerebral palsy (CP) who have received lower extremity botulinum toxin type-A (Bt-A) injections. *Dev Med Child Neurol* 50: 283–9.

第 14 章　过渡到成年期

概述

　　脑瘫被称为"儿童疾病"，因为它在生命的早期就被临床确诊了。如本书的几个章节所述，对于脑瘫患者来说，大部分的诊断、治疗、教育和其他服务都集中在发展中的儿童及其家庭的需求上。因此，我们把脑瘫儿童成长为成人脑瘫患者过程中所要关注的问题放在本书的最后一章进行讨论。

　　对大多数年轻人而言，过渡到成年期被认为是一个具有挑战性的发育阶段。对于那些有复杂慢性病的患者，当然包括神经发育性残疾的脑瘫患者，这个过渡期就更有挑战性。在本章中，我们会对年轻脑瘫患者在这个发育阶段中的与生活相关的社会、教育和服务等层面的要素进行阐述。然后，我们会回顾刚进入成年期的年轻人在健康和功能方面所遇到的具体问题，并确定将来在服务和研究层面进一步发展的方向。

一、过渡期：社交层面

　　在过去十年或更长时间里，人们越来越认识到对那些残疾的年轻人在他们青春期后期要从常规的"以儿童为服务中心"的服务模式转化到"成人"模式所面临的挑战（Binks et al. 2007; Rosenbaum & Stewart 2007; Roebroeck et al. 2009）。重要的是要认识到这些背景因素，以便尽早有效地规划这个生命中的发展阶段。本章在开头部分对这些问题进行了讨论，并指出帮助年轻人（及其家人）尽可能顺利地完成这一过渡期的机会。

如前所述（见第 10 章），我们的养育理念是让孩子作为"领舞者"。也就是说，普通儿童和青少年在不断主动地尝试做事情（领舞），家长可以利用每一个新的"冒险"机会去教导他们、给予建议和提供纠正反馈。年轻人就是这样通过体验和学习把这些经历联系起来去发展自我意识的。这一现实是所有发育进程的重要组成部分。

当年轻人在成长岁月中伴有与别人不同的情况和残疾时，他们可能难以掌控自己的生活，家长也不会轻易"允许"他们自己做决定。如果是这种情况，那么过渡到成年期可能对每个人，如家长和年轻人，都特别具有挑战性。

作为与婴儿和残疾儿童（如脑瘫和其他慢性病）一起工作的儿童保健专业人员，我们与孩子的关系实际上开始于与成年人（父母）的关系。孩子可能是"病人"，但向我们表达忧虑、与我们制订行动计划的是家长，是他们把孩子带到我们面前、提出问题、让我们为他们解除困扰的——事实上，他们才是我们的工作对象。

当孩子成长到足以自己表达的时候，这种社交沟通方式的改变将带来挑战性问题。但这种转变是一个必不可少的发育过程，因此，我们可以通过他们自己的话，开始了解年轻人如何看待他们的生活及自身的问题。在青少年时期，甚至在童年时代，专业人员应该开始直接与这些患有脑瘫的年轻人一起工作，而不只是透过家长的眼睛去看他们的生活。这种动态的变化也可以作为家庭的基调，向家长说明他们的孩子通常有自己的观点和需求，我们必须加以留意和重视。当我们在孩子青少年期开始尊重他们自己的声音，犹如之前尊重家长一样时，我们就等于与孩子和家长一起为过渡期做规划了。

个人身份认同的发育过程开始于童年时期，到了青春期尤其重要，因为年轻人找到了自己的兴趣并开始为自己计划。儿童发育的这一方面至少对于有发育障碍（如脑瘫）的年轻人来说很重要。在这方面，大部分的传统观念早期重点关注的是残疾而不是能力，而且在"治疗"方面，传统上的设计是促进"正常化"。正如第 7 章和第 8 章所讨论的，针对儿童和家庭问题的基于优势的解决策略，为我们从儿童和青少年自身角度去了解他们的目标和兴趣提供了机会，然后尽可能地利用这些信息来帮助他们去实现这些目标。

Nieuwenhuijsen 等人（2009）用 COPM（Law et al. 2005）对 87 名智力正常的年轻脑瘫患者进行评估。该研究重点在于该组人群对存在的问题的体验。这包括日常生活中的问题，涉及自理方面（59%）、生产活动方面（52%）和休闲活动方面（37%）。最普遍的问题在娱乐和休闲活动方面（30%）、做饭（29%）、家务（14%）和穿衣（14%）。从年轻人自身的角度来看，功能性移动、有偿或无偿工作和社会化问题被认为是最重要的（以重要性得分最高的平均值来表示）。移动方面的问题与较低水平的粗大运动功能相关，自我照顾方面的问题与较低水平的手功能相关。

最近对 203 名年龄在 13 ~ 20 岁的青少年脑瘫患者的研究，也有助于我们用他们自己的语言去找出他们的问题（Livingston et al. 2011）。该研究涵盖参与者的功能和智力类型。同样使用 COPM 进行评估，研究发现青少年最常见的主题与主动的休闲活动（有 57% 的参与者确定）、移动性（无障碍和在周围移动及身体问题；55%）、上学（48%）和社会化（44%）四个方面有关。有趣的是，确定的问题总数与性别、年龄、受访者类型（青少年或家长）或粗大运动功能水平之间没有关联。

这类新出现的证据为了解这些年轻人与普通青少年之间的区别提供了基础。这对我们与这些年轻人及其父母交流时表达我们的期望非常有帮助，使他们准备好确定他们希望生命的下一阶段该如何展开，在此之前，有可能他们一直重点关注的是"脑瘫"要素，也可能一直被鼓励如何去看待自己。

二、过渡期：教育层面

在许多社区，像脑瘫这样的残疾儿童和年轻人传统上会被隔离到"特殊"学校，这强调了差异性而牺牲了共同性。在此过程中，由于注重功能性"差异"

而导致的隔离，使教育者和其他人可能低估了这些年轻人在学业和社会追求上取得成功的潜力。促进残疾儿童和青年融入主流教育的方案在很大程度上取代了这些传统，使残疾青年有可能获得更典型的、以社区为基础的教育体验。然而，人们不禁怀疑对残疾青年的教育期望是否仍然受限，因此担心这些年轻人的学术视野会因他们的残疾或人们对这些残疾的假设而受到限制。当然，我们接受对于某些患有脑瘫的年轻人来说认知上的受限可能会明显地降低其接受更高等教育的机会。

我们相信，只要有充足的面对学习上的挑战的条件、由专业教育心理学家进行的准确的认知评估和适当的技术支持，就可以帮助许多脑瘫和其他残疾的年轻人认识到他们在学业上的潜力和事业上的抱负。在这种思维模式下，如第7章中所详尽描述的，教育和社会方面所面临的挑战是识别和利用"能力"，而不是受到年轻人在"表现"中的限制的约束。

我们都知道，轶事性的经验提供的案例充其量只是可能会发生。话虽如此，这里有两个有趣的经历。其中一例的主人公之前是一名脑瘫儿童（GMFCS Ⅵ级，使用电动轮椅），他现在 30 多岁，是与本书作者合作的年轻同事，拥有政治学硕士学位，正在攻读康复科学博士学位。30 年前我们甚至不会想到会有这种情形出现——这根本不是"脑瘫"患者"所为"。第二个例子是一名患有偏侧综合征和癫痫的年轻女性，她获得了社会工作硕士学位，并从事为弱势社群提供富有成效的服务和倡导的工作。

这些年轻人的个人生活历程告诉我们要非常小心，不要以貌取人，要了解残疾青年的能力和生活目标，并努力支持他们及其家人去实现他们的抱负。

三、过渡期：服务层面

可以说，发育障碍的年轻人是成人医疗保健领域里的"孤儿"。像脑瘫这样的病症可能在表面上看类似于成人的脑外伤或脊髓损伤。然而，脑瘫患者的生活轨迹与成年致残的人大不相同（Stewart et al. 2001）。因此，服务部门可能不了解年轻成人脑瘫的需求或能力。有人曾听说有医疗专业人员把脑瘫患者所表达的健康问题归因于其现有的脑瘫病症而导致误诊和漏诊，如急性胆囊疾病。

基础教育后阶段

对于那些就读主流学校和特殊学校的脑瘫儿童，从理论上讲，过渡包括对进一步或更高等教育的规划、就业前景的讨论、相关社会活动的计划、医疗保健服务的变化及增强独立性的计划。各方面的模式都各有不同，而对于许多家庭而言，无论从范围和有用性方面来说，都可能被认为是有限的。

总体来说，根据我们的经验，轻度残疾的人更容易获得设施，因而，我们很容易就会得出对残疾程度严重的人提供设施不足的结论。因此，对于家庭来说可能就没有多少选择，只能继续在自己家中照顾有严重残疾和依赖他人的人。

四、过渡期：临床层面

来自 QoL 的研究（Dickinson et al. 2007）表明，在欧洲 8 ~ 12 岁年龄组的脑瘫儿童通常认为自己与其他儿童有相似的生活质量。这些数据来自使用 KIDSCREEN 工具（www.kidscreen.de）所进行的生活在欧洲的儿童参与性的研究（Study of Participation of Children Living in Europe, SPARCLE）。

向成年期过渡对于正常发育的年轻人来说是繁重的。而对脑瘫患者来说，额外的具体困难可能与运动功能、自理和日常生活活动能力、口部运动功能和营养、离校计划，以及进一步和更高等的教育，包括大学入学、就业前景、独立社会能力、人际关系与性行为及健康等相关。

（一）粗大运动功能

Hanna 等人（2009）提供的证据证实，在 GMFCS Ⅲ ~ Ⅴ 级的儿童和青少年中，通过 GMFM 所得的分数来测定他们的运动功能，直到 21 岁，发现其中某些个案的运动功能有一定程度临床意义上的显著恶化。既然知道了可以从儿童早期预测他们的运动功能（例如对轮椅辅助的依赖程度），我们就应该在青春期前针对其独立行走障碍展开适应性训练。那些 GMFCS Ⅲ ~ Ⅴ 级的个案及其家人和专业人员，应确保对移动能力的潜在改变进行适当的准备和适应。

然而，在这个分组中，重要的是提倡无痛和舒适坐姿及其他体位。事实上，在 SPARCLE 研究中（Dickinson et al. 2007），疼痛与 8～12 岁年龄组别较低的 QoL 自我报告有相关性。因此，必要时提供适当的座椅、轮椅和矫形器及相关矫形外科手术的建议应成为进入青春期的儿童管理的组成部分。

如何为 GMFCS Ⅰ级和Ⅱ级的患儿做出最好地维持其独立移动能力的决定可能更加困难。实际上，在某些环境中，对许多人而言，有效的独立性转移最好是通过轮椅或其他转移工具（包括改装的机动车辆）去提供，而不是自己步行（Tieman et al. 2004）。当交通设施有限而步行又需要消耗很多的能量时，尤其可能会发生这种情形。

在这种情况下，脑瘫患者、他们的家人及物理和作业治疗师之间往往存在着一种紧张关系。一方面要强调维持辅助下的站立和行走，另一方面又要最大限度地提高移动性和独立性。当发生这种情况时，如果能够在青春期早期就制订适当的治疗目标并达成共识，则应该可以解决问题。

（值得一提的是，即使体格健全的我们，虽然完全有走楼梯的能力，但也常常不走楼梯，而是选择搭乘电梯或自动扶梯上楼。因此，使用诸如升降机之类的"技术辅助工具"并不意味着缺乏能力或失能。选择是每个人日常生活经历的一部分，而当残疾人做出这样的选择时，不应该过度将之解释为功能丧失的证据。）

保持运动功能的一个重要方面是确保身体健康是作为优先考虑的。这可以通过适当的锻炼活动来实现，这些活动应该成为社区参与的一个组成部分，尽可能在以社区为基础的计划中为患有脑瘫的年轻人提供服务而不是"治疗"。例如，轮椅体育运动和游泳。物理治疗师的重要角色之一是为青少年制订适当的身体锻炼计划并提供建议。

少数年轻人的身体技能非常出色。有一个例子是一位年轻女性，以前是一位患者，她趁机"闯入"诊所来解释她现在是一名受资助的专业运动员。她是室外地滚球国家队队员。她是 GMFCS Ⅲ级且有部分认知障碍，但是她通过斗志和成就来弥补了这一点。

另一个与移动性相关的方面是患有脑瘫的年轻人是否可以学习驾驶机动车辆，机动车通常经过改装，但有时也没有经过改装。我们认为，只要有可能，应在青少年早期进行适当的评估。对于那些能够成功驾驶的人来说，这种能力极大地提升了他们的独立潜力。

（二）自理和日常生活活动

脑瘫患者在进行日常生活活动方面的能力水平通常早在儿童期就显现出来了，尤其在进食、穿脱衣、洗澡等自理活动方面。将这些功能最大化并保持到成年生活中的关键在于提供适当的环境改造和对独立性的期望。其中包括适当的家居无障碍改造，并在此范围内提供便于洗澡和使用厕所的其他相关辅助器具和设备。

在这种情况下，根据我们的经验，一般情况下，儿童会在 8 岁左右完成对大小便的控制。在实践中，那些有足够认知能力的脑瘫儿童，他们一般也会在青春期前学会对二便的控制。

在成熟和自理方面我们还缺乏相关研究信息和指引。达到二便控制可能取决于多种因素，包括个人和家属的动机、提供适当的指导和适当的家居设施。一些具体问题，如适当的便秘管理也可能有相关性。

然而，很显然地，在考虑青少年期和成人期的照顾模式和尽量独立方面，二便的控制问题是重要的因素。

（三）口面运动功能和营养

通过儿童期适当的干预可以促进和维持可理解言语的获得。在这种情形下，即使言语的可理解度严重受损，使用语音进行交流的固有动力也还是存在的。脑瘫患者的家庭成员对患儿言语的理解和回应能力确实令人印象深刻。

通常具挑战性的是如何找到好的方法让那些不能像家长一样了解年轻脑瘫患者的人去理解患者所说的话。在这方面，替代和增强式的交流方式对不仅在家庭内部而且在更大程度上对家庭以外的活动的功能和互动来说都是必不可少的。在实践中，我们的经验是，越早期在言语交流中使用沟通辅具，当向他们示意时，他们就越容易接受并切实和适当地使用。尖端的高科技技术常常应用在这个领域，比如利用眼睛注视进行控制的技术。显然，与此类技术的使用相关的决策要素，包括相关资源的可获得性，以及脑瘫儿童成为相对独立和有活力的成年人的可能性。

在青春期通常需要考虑的口部活动功能的另一个方面是咀嚼和吞咽的安全性和充足性，尤其是在青春期可能出现的生长陡增及相关的营养和能量需求增加的情况下。在这种情况下，体重增加逐渐减少的情况并不少见，类似的状况在能自我进食和需要喂食的青少年中都可以见到。此外，如果安全吞咽有些不稳定，可能会增加误吸风险。因此，少数青少年脑瘫患者在这一阶段需要考虑插入式胃造口术进行补充喂养。这种长期依赖的影响是显而易见的。

五、科研机遇

从本章对年轻的脑瘫患者过渡到成年的散在证据的讨论来看，很明显我们对这些问题的认识非常有限。但这同时也正是我们谱写新的篇章的机会，我们有可能创立新的途径去了解脑瘫患者从童年期开始为成年期的生活做好准备的发展过程。Stewart（2009）及 Sawyer 和 Macnee（2010）已经就如何处理这些问题提出了想法。

我们相信这是一个极好的机会运用现代的思维和理念架构去理解和支持有神经残疾的年轻人向成年期的过渡，并研究当这些想法在有效地应用时是否及如何"起作用"。与此同时，我们强调不仅仅将过渡期视为一个需要有自己的规则和程序的特定生命阶段，而是将这些过程视为生活旅程中的重要必经之路。

我们希望能够从孩子们生命的最初几年就开始与其家人进行讨论，从中确定长远的目标并绘制出一条通向目的地的道路。我们认为，最好通过仔细的前瞻性纵向研究去探索和验证这些在本章节中描述的理念的影响力，以探究这些想法是否确实能够带来更有效的过渡期和更好的成年效果。我们希望年轻的临床医生和研究人员能够发现这些挑战，并抓住机遇赢得关注。

参考文献

Binks JA, Barden WS, Burke TA, Young NL (2007) What do we really know about the transition to adult-centered health care? A focus on cerebral palsy and spina bifida. *Arch Phys Med Rehabil* 88: 1064–73.

Dickinson HO, Parkinson KN, Ravens-Sieberer U et al. (2007) Self-reported quality of life of 8–12-year-old children with cerebral palsy: a cross-sectional European study. *Lancet* 369: 2171–8.

Hanna SE, Rosenbaum PL, Bartlett DJ et al. (2009) Stability and decline in gross motor function among children and youth with cerebral palsy aged 2 to 21 years. *Dev Med Child Neurol* 51: 295–302.

Law M, Baptiste S, Carswell A, McColl MA, Polagajko H, Pollock N (2005) *Canadian Occupational Performance Measure*, 4th edn. Ottawa, ON: CAOT Publications ACE.

Livingston MH, Stewart D, Rosenbaum PL, Russell DJ (2011) Exploring issues of participation among adolescents with cerebral palsy: what's important to them? *Phys Occup Ther Pediatr* 31: 275–87.

Nieuwenhuijsen C, Donkervoort M, Nieuwstraten W, Stam HJ, Roebroeck ME; Transition Research Group South West Netherlands (2009) Experienced problems of young adults with cerebral palsy: targets for rehabilitation care. *Arch Phys Med Rehabil* 90: 1891–7.

Roebroeck ME, Jahnsen R, Carona C, Kent RM, Chamberlain MA (2009) Adult outcomes and lifespan issues for people with childhood-onset physical disability. *Dev Med Child Neurol* 51: 670–8.

Rosenbaum P, Stewart D (2007) Perspectives on transitions: rethinking services for children and youth with developmental disabilities. *Arch Phys Med Rehabil* 88: 1080–2.

Sawyer SM, Macnee S (2010) Transition to adult health care for adolescents with spina bifida: research issues. *Dev Disabil Res Rev* 16: 60–5.

Stewart D (2009) Transition to adult services for young people with disabilities: current evidence to guide future research. *Dev Med Child Neurol* 51 (Suppl. 4): 169–73.

Stewart D, Law M, Rosenbaum PL, Willms D (2001) A qualitative study of the transition to adulthood for youth with physical disabilities. *Phys Occup Ther Pediatr* 21: 3–21.

Tieman B, Palisano RJ, Gracely EJ, Rosenbaum PL (2004) Gross motor capability and performance of mobility in children with cerebral palsy: a comparison across home, school, and outdoors/community settings. *Phys Ther* 84: 419–29.

第 15 章　成年期功能

概述

　　正如本书中所阐述的那样，"成年脑瘫"的概念仍然相当新，至少对于这一人群中的生活和功能的系统性研究而言是如此。我们清醒地认识到，从流行病学方面考虑，成年脑瘫人数应该是儿童和年轻人的 3 倍。最后这一章将会概括前文讨论过的有关成年脑瘫患者生活的 4 个方面的内容。这些主题包括成年脑瘫的健康方面和社交方面的成果、成年脑瘫功能减退的一些证据及现有的关于成年脑瘫的生活质量方面的信息。我们还介绍了关于预期寿命方面的已知的信息，要认识到这种信息本质上很大程度上是回顾性的，因此可能已经过时了。

　　在本章的最后，我们会提出与未获得系统性跟踪的准确人口数据相关的研究方面的挑战。最后，我们找出一系列研究机会，希望这些研究机会将被各个领域和学科的同事所采用，以便我们在未来十年及更长时间对成年脑瘫数据的掌握和丰富程度远远超过目前屈指可数的可用数据。

一、健康和社交方面的成果

　　人们对成年脑瘫患者的"疗效"和幸福感越来越感兴趣。不幸的是，我们仍然缺乏关于他们生活的特性和质量方面的信息，部分原因是脑瘫传统上被认为是"儿童疾病"，因此对成年脑瘫患者的生活几乎没有系统的研究。我们所拥有的知识通常是来自相对数量较少的青少年和成年人，他们因遇到问题（几乎总是困难）来寻求我们建议而让我们有所留意，但这些知识是很片面的。我们几乎不了解那些生活得不错的脑瘫患者，有各种原因使得他们不在我们的观察和接触范围之内。

当然，家长所询问的关于疗效方面的问题往往都非常实用，同时可能是带着焦虑来询问的。这些问题涉及他们的孩子是否能够独自移动、独立生活、具有"生产力"、在社区中占有一席之地、结婚并拥有一个家庭。这与大多数正常发育孩子的父母想要了解的关于将来的问题是一样的，但对于有神经功能障碍的儿童和年轻人来说，这些问题带着相当多的焦虑。这些关注基本上与"疗效"有关，而我们所掌握的资讯比我们所做的要少，例如，肉毒毒素对痉挛性肌肉的影响，然而，对于父母和年轻人而言，各种疗效对生活的影响可能具有更重要的意义。

迄今为止，还没有人口研究提供对成年脑瘫方面的一个整体观，尽管 Haak 等人（2009）就当前这方面的知识和实践做了有用的总结。还有一些回顾和横断面研究如：Turk 等人（2001）、Liptak 和 Accardo（2004）、Mesterman 等人（2010）提供了一些有趣的数据。在此做些简要的回顾。

Liptak 和 Accardo（2004）指出，在他们的论文发表时，美国所有成年脑瘫患者的就业率为40%，他们还指出，部分原因可能与过渡期安排不当有关。Turk 等人（2001）发现女性脑瘫患者有共病健康因素的比例非常高，并指出尽管大多数（不是全部）在儿童时期都应该对此有大量的投入，但这些因素仍然存在。本报告衍生的另一个含义是成年脑瘫患者所接受的健康监测与治疗水平不同于儿童脑瘫患者。

Mesterman 等人（2010）对一组以色列人群的成年脑瘫患者做了疗效调查研究，这些人在儿童时期自1975年至2004年间得到了积极的治疗。在受访者中，78%与父母同住、25%在军队服役、23%有驾驶执照、23%从事竞争性就业。在这项研究中，绝大多数人表示有很高的工作满意度，尽管这是基于相对比例较小的实际就业人数。

此外，Wiegerink 和她的同事们（2010）研究了荷兰人口中脑瘫患者的人际关系和性活动。他们的研究发现，粗大运动功能水平与性交经验显著相关。与适龄的荷兰参考人群相比较，患有脑瘫的年轻成人在恋爱关系和性活动中参与的水平较低，但在最终评估中具有相同的性兴趣。他们的结论是，年轻的有行走能力的脑瘫患者具有相似的性兴趣，并且在从青春后期到成年期的过渡期间，他们在恋爱关系和性活动方面的经验越来越多。然而，在 20～24 岁的年龄段，41% 的女性（但只有 19% 的男性）被报告说她们目前有恋爱关系。

关于女性脑瘫患者的生殖能力方面的文献报道较缺乏，但从我们的临床印象来看，生育更多是例外而不是常规。但是，Winch 等人（1993）回顾了 22 名脑瘫孕妇从怀孕到生产的围产期经历，与此相关的是，有 11 名妇女没有被报告有任何相关的残疾，如认知障碍或癫痫，并且没有一个孩子看起来可能有神经残疾。

正如作者自己所指出的，报告关于这些发现的附加说明很重要："这个结果来自大多数是轻度到中度受累的女性样本，可能代表不了受累更严重的脑瘫女性。此外，尽管我们的研究是系统性的，但明确的偏差可能会影响样本的识别。填写医疗记录的工作人员可能书写脑瘫诊断编码不完整，临床医生可能错过或忽略了轻度的脑瘫病例。另一方面，最严重的情况是，脑瘫的诊断可能已从编码中被省略了，而使相关的损伤有利于做出其他疾病的诊断（如脊柱侧弯或癫痫）。我们专注于三级产科服务，可能更多患有脑瘫的孕妇在社区一级的服务中得到了护理。"（Winch et al. 1993, pp. 977-8）这些对数据的解释与本书第 6 章中关于"批判性鉴赏"的论点是一致的。

同样有趣的是，没有关于成人脑瘫患者精神健康障碍方面的详尽报告。尽管如此，如果根据儿科临床经验及脑损伤人群中存在的心理健康易感性证据（Mortimer et al. 1985）进行探究的话，可能会在脑瘫患者中识别出一系列的精神疾患。

二、功能减退

脑瘫是一种不断演变的疾病，其演变持续到整个成年期。因此，功能的某些方面会随着年龄的增长和疾病的增加而减退（就如具有正常功能的人一样），这并不奇怪。这一点已被发现并报导，尤其是运动功能方面。

成年脑瘫患者被认为是经常会发生肌肉骨骼问题的，包括疲劳、疼痛及随着年龄增长而在移动性和功能方面的过早衰退。成年脑瘫患者也可能会在其他功能区域有进行性损害的风险。然而，必须强调的是，这些数据来自有限的样本而不是基于群体，而且通常是横向的研究，所以可能存在偏差。因此，如上所述，在得出明确的广泛性结论之前需要慎重考虑。

对于一些脑瘫患者，功能减退始于青春期（Hanna et al. 2009），特别是那些功能严重受损且 GMFCS 在 III 级、IV 级和 V 级的患者。横向研究，如 Murphy 等人（1995）和 Bottos 等人（2001 年）的研究指出，在青春期可行走的成年脑瘫患者，在未来二十年中，可能有相当百分比（高达 40%）的人会失去这种能力。由此可见，运动功能下降也可能经常影响那些在生命早期运动能力更强的人。

任何使功能下降的原因都需要进行仔细和针对个人的评估。这可能包括青春期生长突增而导致的体重增加、体力活动减少、骨质疏松症、痉挛加重、髋关节和膝关节问题、疼痛和平衡受损等。如下文将进一步详述的，至少这些挑战中的一部分可能是"继发性"的残疾，在某种程度上是可以预防的，并且可以从适当的预期指导和促进健康的干预中受益。

在日常生活活动方面也可以看到功能减退。有限的证据表明，在较大的年龄，可能会出现这些活动的相关功能恶化。例如，Strauss 等人（2004）记录了在加利福尼亚的老年人丧失穿衣技能的情况。还有一些轶事证据表明，一些老年脑瘫患者的二便控制功能可能会恶化（Middleton & O'Brien 2009）。

还有假设认为，老年脑瘫患者可能也存在较多的认知衰退、痴呆和严重心理健康问题，这一观点基于这样的认识：脑损伤患者患痴呆症的风险较高

（Mortimer et al. 1985），以及脑瘫患者或其他脑损伤患者存在认知储备有限的可能性。然而，还没有人口研究支持以上观点。

三、生活质量问题

使用适当的测量方法去做成人脑瘫生活质量（QoL）方面的研究很少（见第 12 章）。然而，van der Slot 和她的同事们（2010）在荷兰一项关于健康相关的 QoL 的研究中得出的结论认为，大部分双侧痉挛性脑瘫的成年人在社会参与方面有困难，并且在身体功能方面与健康相关的 QoL 分值低下。与此相关的更高的一般自我效能感或更愿意为实现行为付出努力与更好的参与和更高的身体和心理健康相关的 QoL 分值有关联。与此相关的是，样本中至少 60％ 的人在移动、娱乐和住房方面存在困难，44％ 的人在个人自理和就业方面存在困难。他们认为，健康相关的 QoL 分值较低与身体功能有相关性，但与认知功能无关。

同样，Opheim 等人（2011）在挪威的研究中显示，与一般人群相比，脑瘫患者身体疼痛部位的数量与心理健康状况之间几乎没有任何相关性。因而作者指出，应该提倡改善后的疼痛管理和循证的物理疗法及终身的康复计划。

虽然健康相关的 QoL 分值受到不能移动和疼痛等因素的不利影响，但基于对青少年的研究（Rosenbaum et al. 2007）及 Albrecht 和 Devlieger（1999）的观察，我们有理由假设，成年脑瘫患者的其他 QoL 因素在很大程度上与残疾程度无关。

四、预期寿命

如下所述，目前预计大多数脑瘫患者会从童年期活到青春期并进入成年期的生活。然而，少数人会在婴儿期和幼儿期夭折。

在此背景下，出于多种原因，人们会对脑瘫的预期寿命感兴趣。这些实际情形包括，在生命开始时，已知大脑存在非常严重的异常或严重脑损伤的儿童，通常被认为其生存潜力都非常有限。在这种情形下，受影响的儿童及其家庭需要适当的咨询和投入去面对现实，提供适当的健康和其他咨询，并尽可能促进儿童和家庭去适应。

临床经验还表明，一般来说，那些患有最严重残疾但仍然在婴儿早期存活下来的患儿，可能其生存能力会明显受限。然而，这些基于流行病学观察的一般性陈述与预测任何个体的可能存活时间之间还是存在着天壤之别，尽管这是儿科医生经常被问及关于治疗方面的问题。

更普遍的情况是，在社区层面，为脑瘫和其他残疾人提供服务的计划需要流行病学方面的信息，包括可能的预期寿命方面的知识。这不仅适用于医疗服务，也适用于社会服务和保险从业者。

正是在这种背景下，我们在这里回顾一下近期的脑瘫患者预期寿命方面的数据。

预期寿命的标准科学定义是人口成员的平均生存时间。因此，一个特指的个体的预期寿命是指与该个体类似的个体在有代表性人群中的平均存活时间。因此，我们应该清楚地认识到，预期寿命不是预测特定个体的实际存活时间，而是提供平均值。在特定情况下，存活时间可能比平均预期寿命长得多或短得多（Strauss et al. 2008）。

关于脑瘫的预期寿命方面的出版物层出不穷，其中包括 Blair 等人（2001）、Hemming 等人（2006）、Hutton 和 Pharoah（2002, 2006）、Strauss 等人（2007）及 Baird 等人（2011）的著作，如下所述。

Strauss 及其同事（2008）最近提供了有关该主题的更新信息。他们的大部分数据来自在美国加利福尼亚州获得公共资助服务的残疾人群。他们找出这个人群中的脑瘫患者，并且使用定期更新的客户评估问卷来确定他们的功能状态，特别是移动性、手功能、进食方法、认知和语言功能，以及包括癫痫的健康状况等方面的功能状态。

这些作者已经证实，从长远来看，脑瘫患者的预期寿命的主要量化决定因素与他们的移动能力、营养状况及喂养状况有关。毫无疑问，从运动方面来看，那些不能移动且无法在俯卧位抬头的患者，GMFCS 等级应该处于 V 级，其预期寿命最短，对于那些同时要进行胃造口术进食的人来说尤其如此。

相比之下，能够独立行走至少 6 米的成年脑瘫患者（即 GMFCS 等级处于 I 级和 II 级），其预期寿命最长。表 15.1 对此进行了说明。

表 15.1　按年龄和同龄人群计算的平均预期寿命（额外年数）。经 Strauss 等人允许发布（2008）

性别 / 年龄（年）	无法抬头			可以抬起头和胸			翻身 / 坐，不能走			独立行走	一般人群
	TF	FBO	SF	TF	FBO	SF	TF	FBO	SF		
女性											
15	13	16	-	16	21	-	21	35	49	55	65.8
30	14	20	-	15	26	-	16	34	39	43	51.2
45	12	14	-	13	16	-	14	22	27	31	37.0
60	-	-	-	-	-	-	-	-	16	20	23.8
男性											
15	13	16	-	16	20	-	19	32	45	51	60.6
30	14	19	-	15	24	-	16	31	35	39	46.5
45	12	14	-	13	15	-	14	20	23	27	32.8
60	-	-	-	-	-	-	-	-	13	16	20.4

TF（tube fed）：管饲；FBO（fed by others）：他人喂养；SF（self-feeds）：自己进食。

需要对本表格中提供的数据做一些说明。首先，引用的数字是指 2008 年在加利福尼亚实际观察到的预期寿命。这些经验数据是基于特定的时间段、地点和服务系统。他们没有提及预计预期寿命，对于没有受损的人来说，目前的预期比所引用的脑瘫患者的数字高出 10 ~ 12 年。Strauss 及其同事（2007）后期的进一步研究也指出，残疾人的预期寿命也相应地成比例增长。

其次，有意思的是，无论是 Strauss 等人还是其他的研究人员，都没有发现预期寿命与认知障碍有显著相关，除非是极其重度的。在这些情况下，认知障碍很可能被其他功能性缺损所干扰，如移动和喂养上的受限。如上所述，这两者都与生存有独立的关系。

再次，个人对管饲的需求（无论是通过胃造口术，还是其他替代途径）必须视为总体残疾程度和个体营养状况的标志。因此，重要的是要明确，管饲本身并不会缩短预期寿命。实际上，残疾儿童的营养状况受损可能会增加死亡风险，而令人满意的管饲可能会带来更好的营养以改善整体健康并因此延长寿命。

最后，即使是有限的独立移动能力和在没有帮助的情况下稳稳坐着的能力，对延长脑瘫患者的预期寿命都有统计学意义上的相关性。

在流行病学研究中，例如在 Strauss 及其研究小组的研究中，不能详细研究具体的健康因素，但它们仍然具有相关性。而实际上，脑瘫最常见的死亡原因是肺部和其他感染。因此，减少这些问题的频率和严重程度的预防措施必须在总体管理计划中占据突出的位置，旨在防止脑瘫患者过早死亡。

其他健康问题，如脑瘫患者的营养状况和最佳癫痫治疗也很重要。研究表明，癫痫作为一种独立的因素，虽然轻微，对预期寿命具有限制性（Day et al. 2003），但就营养状况而言，Brooks 等人（2011）使用加利福尼亚的数据库的研究表明，GMFCS Ⅲ ~ Ⅴ级、体重降低 20% 的儿童早期死亡风险在统计学上有所增加。

在这种背景下，我们有理由预测，为残疾儿童及其家庭实施和维持多学科服务，以及提供资源护理服务，不仅有助于在生命早期提供最佳的发育投入，而且是预防性的最佳医疗保健。通过这种方式，这些服务可能有助于延长残疾人的预期寿命。

重要的是要再次提醒读者，根据现有的最佳证据，我们目前对预期寿命的了解大多在某程度上是过时的，且反映的是多年前提供的流程和服务的结果。我们认为，可以有理由乐观地相信，适当的预期预防计划和服务将改变，实际上将改善当代脑瘫儿童和青少年的健康水平并延长其寿命。

也许从这些数字中可以得出的最重要的启示：在任何人群中，成年脑瘫患者的数量都会超过脑瘫儿童。例如，Hutton 等人（2006）所提供的英国的数据表明，大多数三大残疾的儿童都能成活到成年期；类似地，Strauss 等人（2007）指出，85％的严重残疾儿童的寿命超过 14 岁。此外，Hemming 等人（2006）报道，生存至 20 岁的人中有 85％到 50 岁时仍然存活。

我们接下来会进一步评论这些流行病学数字的重要性。

五、干预机会

对于有移动能力的成年脑瘫患者，在认真考虑生活方式改变和活动偏好的情况下，在知情护理人员的支持下，保持他们的日常活动能力是任何干预计划的关键要素。对于一些人来说，这需要从自力更生转向越来越依赖助行器和其他人的帮助。这些转变有时可能基于个人选择。无论如何，都需要做出积极的改变，重要的是确保为个人提供尽可能独立参与日常生活的最佳机会（O'Brien et al. 2009）。

此外，由于成年脑瘫患者容易疲劳，所以周期性的休息比较合适。其他治疗方法包括有效的体重管理，特别是适当和有效的疼痛管理尤为重要。在必要时，对环境进行改造也是有用的，如对个人的住宿环境的调整。

定期使用功能独立性测量（Balandin et al. 1997）可能有助于评估和规划老年人的日常活动。

除了这些一般性措施外，一些特定的治疗干预措施可能也会有所帮助，其中许多措施来自儿科实践，包括适当的有针对性的物理治疗和作业治疗，以及低对抗的体育锻炼，如游泳。

与儿童一样，当痉挛引起成年脑瘫患者疼痛和运动受限时，使用巴氯芬和肉毒毒素注射可能会有所帮助。使用鞘内注射巴氯芬被认为对精心挑选的个体有帮助（Krach 2009），并且有证据表明其使用可以延长预期寿命（Krach et al. 2010）。

对于严重受累的不能行走的个体——例如，长期持续疼痛的患者、难以维持令人满意的支撑坐位或会阴部暴露困难者——可能需要进行矫形手术，如切除、重新安置或更换髋关节。在门诊患者中，我们需要谨慎提供整形外科手术，因为要认识到许多成年患者不能像孩子那样快速康复。面对这一现实，矫形手术干预通常仅限于处理退行性关节病，如果可能的话，可以进行关节置换和相对影响较小的干预，这些干预往往是不需要患者术后长时间的不负重的。

经常需要注意的另一个特定领域是二便控制管理，特别是当控制能力退化时。在这里，管理的关键是尽可能找出失禁的原因，如便秘或尿路感染，当然还要建立适当的管理。一如既往，预防性干预是首选的管理措施。

其他相关且可维持或促进持续独立的健康干预措施包括识别和治疗肺部感染和其他感染，保持牙齿卫生和严格的皮肤护理。

六、结论

恰当的结论是，在大量成年脑瘫人群中，那些生活独立能力最高的人通常会有良好的健康状况、认知能力和较少的行动限制。相比之下，长期生活依赖的人相对健康状况不佳、认知障碍和活动受限。由此可见，在儿童时期和向成人生活过渡期间，长期可行的计划和实施，不仅仅是需要，而且必须是强有力地去执行。

参考文献

Albrecht GL, Devlieger PJ (1999) The disability paradox: high quality of life against all odds. *Soc Sci Med* 48: 977–88.

Baird G, Allen E, Srutton D et al. (2011) Mortality from 1 – 16–18 in bilateral cerebral palsy. *Arch Dis Child* 96: 1077–81.

Balandin S, Alexander B, Hoffman D (1997) Use of the Functional Independence Measure to assess adults with cerebral palsy: an exploratory report. *J Appl Res Intellect Disabil* 10: 323–32.

Blair E, Watson L, Badawi N, Stanley FJ (2001) Life expectancy among people with cerebral palsy in Western Australia. *Dev Med Child Neurol* 43: 508–15.

Bottos M, Feliciangeli A, Sciuto L, Gericke C, Vianello A (2001) Functional status of adults with cerebral palsy and implications for treatment of children. *Dev Med Child Neurol* 43: 516–28.

Brooks J, Day S, Shavelle R, Strauss D (2011) Low weight, morbidity, and mortality in children with cerebral palsy: new clinical growth charts. *Pediatrics* 129: e299–e307.

Day S, Strauss D, Shavelle R, Wu YW (2003) Excess mortality in remote symptomatic epilepsy. *J Ins Med* 35: 15–20.

Haak P, Lenski M, Hidecker MJ, Li M, Paneth N (2009) Cerebral palsy and aging. *Dev Med Child Neurol* 51 (Suppl. 4): 16–23.

Hanna SE, Rosenbaum PL, Bartlett DJ et al. (2009) Stability and decline in gross motor function among children and youth with cerebral palsy aged 2 to 21 years. *Dev Med Child Neurol* 51: 295–302.

Hemming K, Hutton JL, Pharoah PO (2006) Long-term survival for a cohort of adults with cerebral palsy. *Dev Med Child Neurol* 48: 90–5.

Hutton JL, Pharoah POD (2002) Effects of cognitive, motor, and sensory disabilities on survival in cerebral palsy. *Arch Dis Child* 86: 84–9.

Hutton JL, Pharoah POD (2006) Life expectancy in severe cerebral palsy. *Arch Dis Child*, 91:254–8.

Krach LE (2009) Intrathecal baclofen use in adults with cerebral palsy. *Dev Med Child Neurol* 51 (Suppl. 4): 106–12.

Krach LE, Kriel RL, Day SM, Strauss DJ (2010) Survival of individuals with cerebral palsy receiving continuous intrathecal baclofen treatment: a matched-cohort study. *Dev Med Child Neurol* 52: 672–6.

Liptak GS, Accardo PJ (2004) Health and social outcomes of children with cerebral palsy. *Paediatrics* 52: S36–41.

Mesterman R, Leitner Y, Yifat R et al. (2010) Cerebral palsy – long-term medical, functional, educational, and psychosocial outcomes. *J Child Neurol* 25: 36–42.

Middleton C, O'Brien G (2009) Living with ageing in developmental disability. In: O'Brien G, Rosenbloom L, editors. *Developmental Disability and Aging*. London: Mac Keith Press.

Mortimer JA, French LR, Hutton JT, Schuman LM (1985) Head injury as a risk factor for Alzheimer's disease. *Neurology* 35: 264–7.

Murphy KP, Molnar GE, Lankasky K (1995) Medical and functional status of adults with cerebral palsy. *Dev Med Child Neurol* 37: 1075–84.

O'Brien G, Bass A, Rosenbloom L (2009) Cerebral palsy and aging. In: O'Brien G, Rosenbloom L, editors. *Developmental Disability and Aging*. London: Mac Keith Press.

Opheim A, Jahnsen R, Olsson E, Stanghelle JK (2011) Physical and mental components of health-related quality of life and musculoskeletal pain sites over seven years in adults with spastic cerebral palsy. *J Rehabil Med* 43: 382–7.

Rosenbaum PL, Livingston MH, Palisano RJ, Galuppi BE, Russell DJ (2007) Quality of life and health-related quality of life of adolescents with cerebral palsy. *Dev Med Child Neurol* 49: 516–21.

van der Slot WMA, Nieuwenhuijsen C, van den Berg-Emons RJG, Wensink-Boonstra AE, Stam HJ, Roebroeck ME (2010) Participation and health-related quality of life in adults with spastic bilateral cerebral palsy and the role of self-efficacy. *Rehabil Med* 42: 528–35.

Strauss DJ, Ojdana KA, Shavelle RM, Rosenbloom L (2004) Decline in function and life expectancy of older persons with cerebral palsy. *NeuroRehabilitation* 19: 69–78.

Strauss DJ, Shavelle RM, Reynolds RJ, Rosenbloom L, Day SM (2007) Survival in cerebral palsy in the last 20 years: Signs of improvement? *Dev Med Child Neurol* 49: 86–92.

Strauss DJ, Shavelle RM, Rosenbloom L, Brooks JC (2008) Life expectancy in cerebral palsy: An update. *Dev Med Child Neurol* 50: 487–93.

Turk MA, Scandale J, Rosenbaum PF, Weber RJ (2001) The health of women with cerebral palsy. *Phys Med Rehabil Clin N Am* 12: 153–68.

Wiegerink DJ, Stam HJ, Gorter JW, Cohen-Kettenis PT, Roebroeck ME, Transition Research Group Southwest Netherlands (2010) Development of romantic relationships and sexual activity in young adults with cerebral palsy: a longitudinal study. *Arch Phys Med Rehabil* 91: 1423–8.

Winch R, Bengston L, McLaughlin J, Fitzsimmons J, Budden S (1993) Women with cerebral palsy: obstetric experience and neonatal outcome. *Dev Med Child Neurol* 35: 974–82.

词汇表 Glossary

阿普加评分（Apgar score）又称阿氏评分。新生儿对子宫外的适应状况的临床评估，通常在分娩后 1 分钟和 5 分钟进行评估。

巴宾斯基反射（Babinski response）当足的外边界被抚摸时，趾的异常伸肌（向上）反射运动。

巴氯芬（Baclofen）一种用于治疗痉挛的药物；它可以通过口服给药或直接输送到脊髓周围（剂量比药物口服时所需的剂量低得多），这被称为鞘内给药。

半侧巨脑畸形（Hemimegalencephaly）大脑发育中罕见的异常，大脑的一半异常增大，通常会导致癫痫发作和发育受损。

苯丙酮尿症（phenylketonuria，PKU）一种常染色体隐性遗传性疾病，其中缺乏特定的化学因子（一种酶）会导致身体积聚高浓度的"苯基酮"，这些物质对脑组织有害。

苯二氮䓬类药物（Benzodiazepines）一组影响大脑特定神经递质化学活性的药物，具有多种作用，如松弛肌肉。

病因学（Aetiological）因果。

不随意运动（Dyskinetic）姿势和 / 或运动的异常模式，伴随出现的无意识的、不受控制的、反复出现的、偶尔定型的运动模式。包括不随意的手足徐动和舞蹈徐动症。

苍白球（Globus pallidus）基底神经节的一部分（见下文）。

促发育性（Habilitative）在本书中，这个术语是指"发育"——孩子生活中任何方面功能指标的改善（主要是区别于"康复"的效果，康复指的是重新回到之前的功能状态）。第 10 章概述中出现。

大脑半球切除术（Hemispherectomy）手术切除大脑的一半（一侧）。

低碳酸血症（Hypocarbia）在循环的血液中具有异常低水平的二氧化碳的情况。

电视透视检查（Videofluoroscopy）吞咽能力的放射学检查手段。

豆状核（Lentiform nuclei）大脑基底节的一部分（见"基底神经节"）。

多小脑回（Polymicrogyria）人脑的发育畸形，其特征是大脑表面有过多的小褶皱（脑回）；整个表面（广泛的）或表面的一部分（局灶性的）可能会受到影响。

21-三体综合征（Trisomy 21）唐氏综合征。

二磷酸盐（Biphosphonates）一组防止骨量减少的药物，用于治疗骨质疏松症和其他骨化学改变的疾病。

发病前的（Premorbid）在身体疾病或情绪疾病发生之前发生或存在的。

发育滞后（Developmental retardation）表示可能是永久性的发育延迟，影响到了一些或所有发育参数。本词倾向于在幼儿中使用。

分娩期的（Intrapartum）在分娩的过程中。

辅助性（Adjunctive）在医疗方面，辅助干预指的是那些除了标准治疗手段以外的干预方法。

高胆红素血症（Hyperbilirubinaemia）当血液中红细胞（和血红蛋白）被化学分解时产生的胆红素过量的情况。过量的胆红素会导致黄疸，可导致对此敏感的新生儿大脑发生损伤。

共病（Comorbid）指除原发疾病或病症外，还存在一种或多种异常（或疾病）或有其他异常或疾病所带来的影响。

共济失调（Ataxia）在没有出现肌肉无力的情况下，运动和运动控制的协调受损。共济失调通常意味着小脑功能受损（见下文）。

共济失调-毛细血管扩张症（Ataxia–telangiectasia）一种罕见的遗传性神经退行性疾病，影响身体运动功能及免疫系统的协调。

谷氨酸（Glutamate）一种化学神经递质，是一种重要的脑化学物质，同时也是一种过量时会对大脑有毒的物质。

关节角度计（Goniometer）一种可以测量关节角度的手持器具。

灌注失败（Perfusion failure）无法向身体组织充分输送血液（含氧和营养物质）产生的问题。

海马（Hippocampal）主要是指海马体，是大脑"边缘"系统的重要组成部分，其中包括记忆。

核黄疸（Kernicterus）由于各种原因导致胆红素水平过高，引起的婴幼儿大脑中心受损（另见"高胆红素血症"）。

后遗症（Sequelae）由疾病或损伤导致的病理状况。

肌张力过高（Hypertonus）/肌张力亢进（Hypertonic）一种肌肉过度紧张的状态，指的是当肌肉不进行主动运动时，仍然存在一定量的收缩。

肌张力障碍（Dystonia）由于锥体外系运动功能障碍引起的肌张力的不随意运动。通常伴随着不随意的手足徐动运动。

基底神经节（Basal ganglia）大脑中影响自主运动控制的神经细胞群，可能被新生儿期的各种问题所破坏，如严重的脑缺氧。它们是锥体外系运动系统的组成部分。

畸形（Dysmorphic）一种医学术语，指的是可能提示患有先天性疾病，遗传综合征或出生缺陷的身体结构异常。

脊髓病（Myelopathy）无论是由炎症、感染，还是创伤、供血不足导致的任何病理性的脊髓病变。

脊柱侧凸（Scoliosis）脊柱异常弯曲，可能是进展性的。

甲状腺功能减退症（Hypothyroidism）颈部甲状腺不能产生足够的甲状腺激素的情况。甲状腺功能减退的母亲所生的婴儿或者制造甲状腺激素的能力不足的婴幼儿，可能会出现认知功能障碍、脑瘫和耳聋。

痉挛状态（Spasticity）肌张力增加产生的肌紧张的感觉。从技术层面来说痉挛的肌肉对牵张会产生速度依赖性阻力。

局灶性梗死（Focal infarction）是指由于组织血液供应阻塞导致的局部缺氧引起的局部组织死亡（坏死），由此产生的病变被称为梗死。

巨细胞病毒（Cytomegalovirus, CMV）一组可以造成子宫内的胎儿感染的病毒中的一种，并且根据怀孕期间的感染时间，会对伴有神经发育障碍的大脑造成永久性损伤。

抗磷脂综合征（Antiphospholipid syndrome）一种血液凝固性增加的病症，与妊娠相关的并发症，如与流产和早产有关。

可塑性（Plasticity）整个大脑结构和脑本身可以随着新的经验发生改变的能力。

口部运动（Oromotor）指进食和说话所需的面部、嘴唇和舌头的肌肉控制和协调。

莱施 - 奈恩综合征（Lesch–Nyhan syndrome）由于酶缺陷引起的先天性身体化学异常。一种导致脑损伤的原因。

雷特综合征（Rett syndrome）一种遗传性疾病，通常只影响女性，是导致脑损伤和功能障碍的原因。

流行病学（Epidemiology）人群中的健康事件、健康特征或健康决定因素模式的研究。

马术治疗（Hippotherapy）一种发育性疗法，治疗师利用马的运动特性，为骑者提供运动和感觉输入。

名祖（Eponym）一个人或物的名称，不管是真实的还是虚构的，以这个名字命名或通过这个名字命名某个特定的地方、部落、时代、发现或其他物品。在医学中，这指的是疾病或病症。

难产（Dystocia）异常分娩或分娩困难，其原因是子宫活动协调不良，胎儿从产道娩出的位置异常，胎儿的结构差异（如抬头过大）或产道结构异常。

脑病（Encephalopathy）是中枢神经系统异常或疾病的通用术语。

脑灌注（Cerebral perfusion）从心脏（通过动脉）出来的血液流经大脑血管，为大脑提供含新鲜氧气的血液，并将未经氧合的血液带回心脏（通过静脉）。

脑回（Gyrus/gyri）大脑表面的嵴。

脑积水（Hydrocephalus）由于大脑内部和周围的液体流动的问题，头颅内积聚液体导致脑肿胀。

脑裂畸形（Schizencephaly）一种脑发育不良的形式，其中脑组织中存在裂隙，与不同程度的脑损伤和功能障碍有关。

脑室周围（Periventricular）大脑中的脑室液体空间。

脑室周围白质软化（Periventricular leukomalacia）脑白质（"leuko"）损伤的一种形式，其特征是侧脑室附近的大脑白质受损。

脑瘫的受累部位分类（Topographic）参考脑瘫在身体的分布（一侧：偏瘫；主要是腿部受累：双瘫；全身受累：四肢瘫）。

皮质脊髓束（Corticospinal tract）一种运动纤维的集合，可将大脑半球运动皮质的脉冲传导至脊髓。

皮质延髓束（Corticobulbar tract）将信息从大脑皮质传递到脑干。

偏瘫（Hemiplegia）用于描述身体一侧的功能性运动障碍（可见于中风后或儿童中的与出现身体功能限制侧相反的大脑侧的损伤）的术语。

轻偏瘫（Hemiparesis）见"偏瘫"。

丘脑（Thalamus）/ 丘脑的（Thalamic）位于大脑半球和中脑之间的人脑内的结构；功能包括将感觉和运动信号传递到大脑皮质，以及调节意识、睡眠和警觉。

缺血（Ischaemia）对组织的血液供应受到限制导致细胞代谢所需的氧气和（以保持组织存活的）葡萄糖短缺。

Rh 同种免疫（Maternal rhesus iso-immunization）母亲和胎儿的血型不相容，母亲的免疫系统产生胎儿血液的抗体并引起血液分解，导致高胆红素血症（见"高胆红素血症"），并可能导致核黄疸（见"核黄疸"）

认知损伤（Cognitive impairment）"智力落后"（见下文）的同义词。

绒毛膜羊膜炎（Chorioamnionitis）在子宫内围绕胎儿的膜（绒毛膜和羊膜）的炎症，通常由细菌引起，并可能对婴儿和母亲造成严重的健康风险。

肉毒毒素（Botulinum toxin）又称肉毒杆菌毒素。一种由细菌产生的蛋白质，其浓度足以引起"肉毒杆菌中毒"，是一种严重且通常致命的毒性物质；通过用小剂量注射可以产生痉挛肌肉的暂时性（3 ~ 6 个月）无力。

神经病理学（Neuropathology）对神经组织系统疾病的研究。

生发层基质（Germinal matrix）大脑中高度细胞化和高度血管化的区域，在大脑发育过程中细胞被从中移出；神经元和神经胶质细胞的来源；妊娠 8 ~ 28 周之间最活跃。它是一个脆弱的大脑部分，可能会被损坏，导致颅内出血，被称为生发性基质出血。

生酮膳食（Ketogenic diet）用于治疗某些顽固性（难治性）癫痫（见下文）病例的特殊饮食；饮食中富含脂肪的食物，导致身体产生高水平的酮类，往往会减少癫痫发作的频率。

实质（Parenchyma）身体器官的功能部分［与基质相反，基质是指器官的结缔组织（结构）］。

手足徐动症（Athetosis）手指、手臂、腿部和颈部的不自主地扭动的动作。通常见于锥体外系运动障碍（见下文）。

双瘫（Diplegia）在脑瘫中，该术语用于指腿部的功能性损伤比上肢的功能性损伤更严重。

四肢瘫［Quadriplegia（拉丁语）/tetraplegia（希腊语）］四肢和躯干部分或全部丧失功能。

酸中毒（Acidosis）血液或其他身体组织中的酸度增加。在新生儿中，当氧供应受限时会出现这种情况。

胎盘早剥（Placental abruption）是一种妊娠并发症，主要是胎盘过早地与子宫壁分离导致胎儿供氧被剥夺并使未出生的婴儿面临脑损伤的风险。

胎心宫缩监护（Cardiotocography）在怀孕和分娩期间记录胎儿心跳和子宫收缩的技术手段。

吞咽障碍（Dysphagia）吞咽时有困难。

顽固性癫痫/难治性癫痫（Refractory epilepsy/seizures）癫痫非常难以控制，并且对通常的治疗方法反应差（"难治"）。

无脑回畸形（Lissencephaly）字面上解释为平滑的大脑，一种罕见的脑形成障碍，由妊娠第12～24周的神经元迁移缺陷引起，导致脑褶皱（回旋）和沟发育不足。

无脑畸形（Anencephaly）脑的大部分缺失，这种情况发生在胎儿时期早期，胎儿出生后无法长期存活。

舞蹈徐动症（Choreoathetosis）见"手足徐动症"。

戊二酸尿症（Glutaric aciduria）遗传性疾病，身体无法代谢某些氨基酸，导致对大脑，特别是基底神经节造成损害的过程（见上文）。

现象化的（Phenomenological）正如本书中所使用的，这个概念指的是许多神经发育状况（如脑瘫）在概念上是通过一组确定的特征，而不是特定和离散的疾病或障碍相联系的观点。

小脑（Cerebellum）后脑的一个区域，主要负责平衡和协调功能。

小头畸形（Microcephaly）异常小的头部生长，通常与大脑发育不良有关（由此引起）。

新生儿重症监护治疗病房（Neonatal intensive care unit，NICU）在一些国家称为婴儿特殊护理单元，监护室中主要对分娩后有严重疾病和早产的婴儿进行照顾。

兴奋性中毒（Excitotoxicity）一种病理过程，其中神经细胞被化学物质（神经递质）的过度刺激破坏或杀死。

学习困难/损伤（Learning difficulties/impairment）"智力落后"的同义词。

血栓形成（Thrombophilic）血液凝结的异常趋势，增加血管中血栓的风险。

严重的学习困难/损伤（Severe learning difficulties/impairment）"智力落后"的同义词。

言语障碍（Dysphasia）由于脑损伤导致的沟通能力的部分或完全损害。

眼球震颤（Nystagmus）一种在婴儿期或以后生活中获得的无意识（摇晃）眼球运动的状况，可能导致视力下降或受限。

异端观点（Heterodox）与已建立或被广泛接受的方法相悖的观点或方法（与"正统"相反）。

异位（Heterotopias）身体的一部分组织存在异常或其形成时异常。

易变的（Protean）极易发生变化的。

智力落后（Mental retardation）该术语在 DSM Ⅳ 分类系统中用于描述显著的认知损伤。

锥体束（Pyramidal tracts）皮质脊髓束和皮质延髓束。

锥体外系（Extrapyramidal system）作为运动系统的一部分的神经网络，该系统引起无意识的反射和运动的调节（即协调）。将"锥体外系"与穿过髓质的"锥体系"运动皮质的区域区分开来。

附录

CanChild 儿童残疾研究中心 CanChild Centre for Childhood Disability Research
麦克马斯特大学, 应用健康科学研究所 Institute for Applied Health Sciences, McMaster University,
加拿大安大略省哈密尔顿市, 主街西1400号408室Main Street West, Room 408 Hamilton ON Canada L8S 1C7
电话: 905-525-9140 分机: 27850 传真: 905-522-6095
电子邮箱: canchild@mcmaster.ca 网址: www.canchild.ca

GMFCS-E&R

粗大运动功能分类系统
补充及修订版

GMFCS - E & R © Robert Palisano, Peter Rosenbaum, Doreen Bartlett, Michael Livingston, 2007
CanChild Centre for Childhood Disability Research, McMaster University

GMFCS © Robert Palisano, Peter Rosenbaum, Stephen Walter, Dianne Russell, Ellen Wood, Barbara Galuppi, 1997
CanChild Centre for Childhood Disability Research, McMaster University
(Reference: Dev Med Child Neurol 1997;39:214-223)

引言及使用说明

　　脑性瘫痪的粗大运动功能分类系统（GMFCS）是以自主运动为依据，尤其强调坐、转换及移动能力。在定义这个五级分类系统时，首要原则是使等级间的区别能够体现日常生活能力，这些区别是基于功能上的限制、是否需要手持移动器材（包括步行器、拐杖、手杖）或轮式移动，以及所占程度较轻的动作质量。Ⅰ级与Ⅱ级间的差别不像其他等级那么明显，尤其对小于2岁的幼儿而言。

　　GMFCS补充版（2007）包括了12～18岁年龄段，并且强调世界卫生组织（WHO）关于国际功能、残疾和健康分类（ICF）的概念。我们鼓励使用者，在直接观察或听取他人报告时，要留心**环境及个人因素**可能对儿童及青少年能力的影响。GMFCS的要点在于决定哪个级别最能代表**儿童和青少年目前粗大运动功能方面的能力及限制**。强调儿童及青少年在家中、学校及社区环境中的日常**表现**（即他们做什么），而不是他们被认为的最高能力（能达到的）。因此，重要的是针对当前的粗大运动功能表现进行分类，不包括有关运动质量的评判或对进展的预计。

　　每个级别的标题描述了6岁以上儿童最具特征的移动方法。在每一个年龄组别中，对功能及限制的形容十分概括，并没有企图形容个别儿童/青少年所有的功能。举例来说，一个患有偏瘫的幼儿，虽然不可以四点爬行，但若幼儿符合Ⅰ级其他的形容（即可拉物站起及步行），这幼儿仍可被分类为Ⅰ级。虽然此量表采用序数分级，但是并不意味着每一个等级之间的差异是等同的，或者说患有脑瘫的儿童及青少年是平均地分布在这五个等级内。有关每两个等级间区别的概括性说明有助于判定儿童/青少年目前粗大运动功能最接近哪个等级。

　　我们认同粗大运动功能的表现受年龄的限制，特别是在婴儿及幼儿期。在不同的年龄组别内，每一个等级均有个别的形容及解释。年龄在2岁以下的早产幼儿，应使用校正年龄。在6～12岁及12～18岁的年龄组别内，每一等级的形容反映了各因素对患者的移动方法的潜在影响，包括环境因素（如在学校及社区的距离长短）及个人因素（如对患者能量的要求及其社交喜好）。

　　这个分类系统强调患者能力可达到的，而不是其能力所限制的。因此，作为一般的原则，如果某个儿童或青少年能够完成某个特定级别中的功能，他的粗大运动功能就可能归到这一级或者上一级中去。相反，如果不能完成某个特定级别中的功能，那么他的粗大运动功能就要被归到低一级中去。

获得方式: http://motorgrouth. canchild. ca/en/GMFCS/resources/GMFCS-ER.pdf.
译者: 边慧敏 (tamispin@hotmail.com) 黄真 梁林洁桢

操作性的定义

支撑身体的步行器——能支撑骨盆及身体的移动器材。儿童／青少年需要他人将其放置在步行器上。

手持的移动器材——手杖、拐杖及在步行时并不支撑身体的前向型或后向型的步行器。

身体的扶助——他人徒手协助儿童／青少年移动。

电动式的移动方式——儿童／青少年主动地控制操纵杆或电路开关，让其有独立的移动能力。移动器材的底部可包括轮椅、小轮轻型摩托车或其他电动式的移动器材。

徒手推动的轮椅——儿童／青少年主动地用其胳膊及手或脚推动轮子前进。

被载送——另一人徒手推动移动器材（如轮椅、手推车或婴儿车）来运送儿童／青少年由一处地方到另一处地方。

步行——除非有特别界定，通指不需要他人在身体上或任何手持移动器材的协助。患者可穿戴矫形器（即脚托、足踝矫形器）。

轮式的移动方式——泛指任何带有车轮及可供移动的器材（例如手推车、徒手推动的轮椅或电动式的轮椅）。

每一等级的总标题

Ⅰ级——不受限制的步行

Ⅱ级——受限制的步行

Ⅲ级——使用手持的移动器材来步行

Ⅳ级——受限制的自我移动能力；可采用电动式的移动方式

Ⅴ级——需要他人徒手推动轮椅辅助移动

等级间的区别

Ⅰ级与Ⅱ级的区别——与Ⅰ级的儿童及青少年相比，Ⅱ级的儿童及青少年在远距离的步行及平衡上受限制；当刚学习步行时，可能需要使用手持移动器材；当在室外及社区环境内远距离步行时，他们可能需要使用有轮式的移动器材；在上下楼梯时，他们会需要使用扶手栏杆；不能快跑及双脚跳。

Ⅱ级与Ⅲ级的区别——Ⅱ级的儿童及青少年在4岁后，可以不使用手持移动器步行（但他们也可能选择使用移动器材）。Ⅲ级的儿童及青少年在室内步行时，需要使用手扶移动器材，在室外及社区环境内，则需要有轮的移动器材。

Ⅲ级与Ⅳ级的区别——Ⅲ级的儿童或青少年可独立地保持坐位，或需要极少扶助来保持坐位；站立位转换比较独立；行走需使用手扶移动器材。Ⅳ级的儿童及青少年的运动范围主要在坐位（通常需要外在扶助来保持这个位置），他们的自我移动能力十分有限。Ⅳ级的儿童及青少年多会使用电动式的移动器材或需要他人徒手推动轮椅辅助移动。

Ⅳ级与Ⅴ级的区别——Ⅴ级的儿童或青少年有严重的头和躯干控制障碍，他们需要较高程度的辅助技术和身体上的扶助。只有当他们能学会驱动电动轮椅时才可以自我移动。

©Palisano, Rosenbaum, Bartlett & Livingston, 2007 P2 ~ 4

粗大运动功能分级系统——补充及修订版（GMFCS-E&R）

2岁前

Ⅰ级：幼儿可进出座位及可以坐于地上，并用双手自由地操纵物体。幼儿可四点爬行，可拉物站起及手扶支持物踏步。幼儿在18月龄至2岁时可独立步行，而不需要使用任何辅助器材。

Ⅱ级：幼儿可坐在地上，但可能需要用他们的双手来保持平衡。幼儿可腹爬或四点爬行。幼儿可能会拉物站起及手扶支持物踏步。

Ⅲ级：幼儿在腰部被支撑下才可坐在地上，幼儿可翻身及腹爬前进。

Ⅳ级：幼儿可控制头部，但需要躯干被支撑才可坐在地上。幼儿能翻转至仰卧位，也能翻转至俯卧位。

Ⅴ级：身体上的损害限制了幼儿在动作上的自主控制。幼儿不可以在俯卧位及坐位保持抗重力的头及躯干的姿势。幼儿需要成人的协助才可翻身。

2 岁至 4 岁

Ⅰ级：儿童可坐在地上，双手自由地操纵物体。儿童可进出座位及站立而不需要成人的协助。步行是儿童选择的移动方式及并不需要任何辅助移动器材。

Ⅱ级：儿童可坐在地上，但可能会因用双手操纵物体而失去平衡。儿童可进出座位而不需要成人的协助。儿童可拉稳固的支持面站起。儿童可交替四点爬行、扶着支持物侧行，以及选择使用辅助移动器材来步行作为他们的移动方式。

Ⅲ级：儿童通常以"W 坐姿"（双髋及双膝关节屈曲及内旋的坐姿）作为坐在地上的方式，同时儿童可能需要成人的协助才可以坐起来。儿童可以腹爬或四点爬行（但大都不会双腿交替运动）作为他们基本的自我移动方式。儿童可以拉稳固的支持面站起及扶着支持物侧行一段短距离。儿童可能用手持移动器材（步行器）在户内环境步行短距离，同时亦需要成人的协助来驾驶步行器材及转换方向。

Ⅳ级：如果儿童被放在坐位，他们可保持坐在地上，但不可以依靠双手的支撑来保持身体直线及平衡。儿童通常需要改造器材来坐及站。儿童可能会用翻身、腹爬或无双腿交替运动的四点爬行作为短距离（在户内）的自我移动方式。

Ⅴ级：身体上的损伤妨碍儿童在动作上的自主控制及保持抗重力的头及躯干的姿势。所有运动功能均十分有限。改造器材及辅助技术不能完全补偿儿童在坐位及站位的有限功能。Ⅴ级的儿童均没有独立的活动只能被载送。有些儿童可以通过被广泛地改造过的电动式轮椅来取得一些自我移动的能力。

4 岁至 6 岁

Ⅰ级：儿童不需要扶手协助能进出座位及坐在椅子上。儿童不需要用任何物件作为支持物来从地上或椅子上站起来。儿童能在户内及户外环境步行及上下楼梯。儿童开始能快跑及双腿跳。

Ⅱ级：儿童能坐在椅子上用双手操纵物体。儿童能从地上或椅子上站起来，但多需要用双手在稳固的支持面上推或拉起自己。儿童在户内及户外短距离平地上，并不需要使用手持移动器材来步行。儿童上下楼梯时，需要扶着栏杆，并且不能快跑或双腿跳。

Ⅲ级：儿童可以坐在椅子上，但可能需要额外的骨盆或躯干的支持，来增进双手的功能。若坐在椅子上或从椅子上站起来，儿童会用双手在稳固的支持面上推或拉起自己来进出座位。儿童需要用手持移动器材来在平地上步行，在上下楼梯时，需要成人的协助。若是长距离或户外不平坦环境，儿童多会被载送。

Ⅳ级：儿童可坐在椅子上，但需要用改造座椅来辅助身体的控制及增强双手的功能。若坐在椅子上，儿童需要成人的帮助或用其双手在稳固的支持面上推或拉起自己来进出座位。儿童最强的步行能力可能是使用步行器及在成人监视下用步行器步行短距离，但儿童在转换方向及在不平坦环境下保持平衡均有一定困难。在社区中，儿童只能被载送。儿童可能通过使用电动式的轮椅，作为自我移动的方式。

Ⅴ级：身体上的损伤妨碍儿童在动作上的自主控制及保持抗重力的头及躯干的姿势。所有运动功能均十分有限。改造器材及辅助技术不能完全补偿儿童在坐位及站位的有限功能。Ⅴ级的儿童均没有独立的动作且需要被载送。有些儿童可以通过被广泛地改造过的电动式轮椅来取得一些自我移动的能力。

6 岁至 12 岁

Ⅰ级：儿童在家中、学校、户外及社区中均可步行。儿童可在上下路旁台阶时不需要身体上的协助，也可在上下楼梯时不需用扶手栏杆。儿童可以快跑及双腿跳，但其速度、平衡及身体协调有限。依据儿童个人的喜好及环境因素，他们可能参与一般的体能活动及运动。

Ⅱ级：儿童在大多数的环境下均可步行。可是在某些情况下，包括遥远距离及需要在不平坦路面、斜坡、拥挤环境、狭窄空间或携带物件下来保持平衡上，儿童可能会在步行时遇到困难。在上下楼梯时，儿童需要使用扶手栏杆，若没有栏杆，儿童则需要有身体上的协助。在户外及社区环境下，儿童可能需要有身体上的协助，或使用手持移动器材，或有轮式的移动器材来应付遥远的距离。儿童最高的粗大运动技能是只能有很低能力的快跑及双腿跳。由于儿童在粗大运动技能上的限制，他们需要有适当的应变，来参与体能活动及运动。

Ⅲ级：在一般户内环境下，儿童均需要使用手持移动器材来步行。当在座椅上时，儿童可能需要用座椅带来保持骨盆直线及平衡。从坐位至站位及从地上至站位的体位转换上，儿童均需要他人身体上的协助，或使用支撑面的支撑来完成动作。在应付遥远的距离时，儿童需要使用某些有轮式的移动器材。上下楼梯时，儿童可能需要使用扶手栏杆及他人的监视或在身体上的协助。由于儿童有限的步行能力，他们需要有适当的应变，包括使用徒手推动的轮椅或电动式的移动方式，来参与体能活动或运动。

Ⅳ级：在大多数情况下，儿童的移动方式均需要有身体上的协助或使用电动式的移动方式。儿童使用改造过的座椅来辅助在躯干及骨盆的控制。同时。儿童也需要在身体上的协助才能转换体位。在家中，儿童会使用不同方式在地上移动（翻身、腹爬或四点爬行），或需要他人在身体上的协助来步行短距离，或使用电动式的移动方式。在家中或学校内，如果儿童已被安放在可支撑身体的步行器上，他们可使用这个步行器步行。在学校、户外及社区环境内，儿童使用电动式的移动方式或需要徒手推动的轮椅来载送。由于儿童有限的移动能力，他们需要有适当的应变，包括身体上的协助和 / 或使用电动式的移动方式，来参与体能活动及运动。

Ⅴ级：在所有的情况下，儿童均需要使用手动式的轮椅作为被载送的工具。儿童只能有限地保持抗重力的头和躯干的姿势及在手脚上的动作控制。儿童需要辅助技术来增强其头部直线、坐姿、站立和 / 或移动能力，但是辅助器材并不能完全补偿其限制。儿童的体位转换完全地依赖成人在身体上的协助。在家中，儿童可能可以在地上移动一段短距离，或可能由成人抱起到另一处地方。儿童可能通过有被广泛改造过的座椅及控制系统的电动式的移动器材，来达到某程度的自我移动能力。由于儿童有限的移动能力，他们需要有适当的应变，包括身体上的协助和使用电动式的移动方式，来参与体能活动及运动。

12 岁至 18 岁

Ⅰ级：青少年在家中、学校、户外及社区中均可步行。青少年可在上下路旁的台阶时不需要身体上的协助，也可在上下楼梯时不需要使用扶手栏杆。青少年可以快跑及双腿跳，但其速度、平衡及身体协调有限。依据其个人的喜好及环境因素，他们可能参与一般的体能活动及运动。

Ⅱ级：青少年在大多数的环境下均可步行。环境因素（例如，不平坦路面、斜坡、遥远距离、时间上的紧迫、天气及同伴的接纳性）及个人喜好均可影响青少年选择移动方式。在学校或工作环境内，青少年可以基于安全因素，而使用手持移动器材。在户外及社区环境下，青少年可能会使用有轮式的移动器材来应付遥远的距离。在上下楼梯时，青少年需要使用扶手栏杆，若没有栏杆的话，青少年则需要有身体上的协助。由于青少年在粗大运动技能上的限制，他们需要有适当的应变，来参与体能活动及运动。

Ⅲ级：青少年在大多数的环境下，需要使用手持移动器材来步行。当与其他程度的同辈比较，此程度的青少年的移动方式有比较多的变化，其选择基于他们自身的体能、环境及个人因素。当在座椅上，青少年可能需要用座椅带来保持骨盆直线及平衡。从坐位至站位及从地上至站位的体位转换上，青少年均需要他人身体上的协助，或使用支持面的支撑来完成动作。在学校内，青少年可能会需要使用徒手推动的轮椅或电动式的移动器材。在户外及社区环境内，青少年使用电动式的移动方式或需要徒手推动的轮椅来载送。上下楼梯时，青少年可能需要使用扶手栏杆及他人的监视或在身体上的协助。由于青少年有限的步行能力，他们需要有适当的应变，包括使用徒手推动的轮椅或电动式的移动方式，来参与体能活动或运动。

Ⅳ级：青少年在大多数情况下，均使用有轮式的移动方式。青少年需要使用改造过的座椅来辅助在躯干及骨盆的控制。青少年需要有一两人在身体上的协助才能转换体位。青少年在站位时，能用双腿承托部分体重来协助转换位置。在户内环境下，青少年可通过他人身体上的协助，来步行短距离，或使用有轮式的移动方式。又或者，如果青少年已被安放在可支撑身体的步行器上，他们可使用这个步行器步行。青少年在身体上是有能力来掌控电动式的轮椅的。如果在没有电动式轮椅的情况下，青少年则需要用手动式轮椅来载送。由于青少年有限的移动能力，他们需要有适当的应变，包括身体上的协助和/或电动式的移动方式，来参与体能活动及运动。

Ⅴ级：在任何情况下，青少年均需要使用手动式的轮椅作为被载送的工具。青少年只能有限地保持抗重力的头和躯干的姿势及在手脚上的动作控制。青少年需要辅助技术来增强其头部直线、坐姿、站立及移动能力，但是辅助器材并不能完全补偿其限制。在转换体位时，青少年需要一两人在身体上的协助或使用机动式起重器来帮助。青少年可能通过有被广泛改造过的座椅及控制系统的电动式的移动器材，来达到某程度的自我移动能力。由于青少年有限的移动能力，他们需要有适当的应变，包括身体上的协助及使用电动式的移动方式，来参与体能活动及运动。

©Palisano, Rosenbaum, Bartlett & Livingston, 2007 P4

附录二

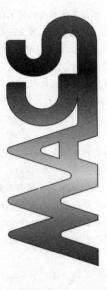

脑瘫儿童及青少年的手功能分级系统 4~18岁

2005，2010 更新

MACS 对脑瘫儿童在日常生活中如何同时运用双手操纵对象进行分级

➤ MACS 描述儿童在家中、学校和社区环境如何使用他们的双手操纵对象（他们可以做什么），而不是要知道他们最好的能力。

➤ 为了获得有关儿童如何操纵各种日常对象的信息，必须询问那些非常了解儿童生活的人，而不是通过一些特殊测试。

➤ 儿童操纵的对象应该符合儿童的年龄。

➤ MACS 的分级是同时使用双手操纵对象的能力，而不是任一手单独操纵对象的能力。

给用户的信息

手功能分级系统（MACS）描述脑瘫儿童在日常生活中如何使用他们的双手去操纵对象。MACS 分为五个等级。这些等级是基于儿童每天自己动手操纵对象的能力和他们在日常活动中执行任务时所需得到协助或适应的需求。MACS 小册子也描述了相邻等级之间的分别，从而更容易去区分哪一等级最符合该儿童操纵对象的能力。

所选择操纵对象的对象，是指符合儿童其年龄相关活动中所使用的对象，执行活动如：进食、穿衣、玩耍、画画或写字等。执行这些活动时必须知道儿童在个人空间内可操弄的对象，而不是超出他们个人空间范围。此外，需要特殊技能应操纵的对象，如弹奏乐器，并不包括在对象选择种类内。

在儿童 MACS 分级时，要选择最能最佳描述该儿童在家、学校或社区环境中习惯的整体表现。该儿童本身的积极性和认知能力会影响到他操纵对象的能力而且会影响那些非常见的活动。为了获得有关儿童如何操纵各种日常对象的信息，必须询问那些经常做的事，而不是要经过特殊测试来获得他们最好的上肢功能分级。

MACS 是一个功能性的描述，它可以用作诊断脑瘫儿童及其手类型之外的补充参数。MACS 评估的是同时运用双手操纵对象的能力，而不是任一手单独操纵对象的能力。MACS 并不考虑两手间功能上的差异；强调的是儿童如何操纵符合他年龄的活动对象。MACS 不打算解释儿童手部功能受影响的原因。

MACS 可以用于 4~18 岁的儿童，但其对象概念必须和儿童的年龄相符。此外，在操纵对象理所当然，一位 4 岁儿童和一位青少年可操纵的对象是有差异的。此外，较年幼的儿童会比年长的儿童需要较多的帮助和监督。

MACS 涵盖了所有类型的脑瘫。某些亚诊断有亚诊断，则只分布于较高功能的等级。I 级所有 MACS 等级，如双侧脑瘫，然而单侧脑瘫，有中度或重度功能限制的儿童则被分类为 IV 级和 V 指的是轻微使双手功能受限的儿童。然而每一等级所呈现儿童的功能可以有很多种。而且级。如果典型发展型的儿童需用 MACS 分类，有中度或重度功能限制的儿童 MACS 等级不此外，每一个等级所呈现儿童的功能可以有很多种。然而具体功能是稳定的，而且大可能在介入治疗后骤改变。大多数的情况下，儿童的 MACS 等级是稳定的，而且并不易因儿童的成长而改变。

MACS 的五个等级形成一个阶级性的等级顺序，就是说这些等级是"次序"的，但等级间的差距是不相同的。而且，脑瘫儿童也不是平均分布于这五个等级中。

电子邮箱：ann-christin.eliasson@ki.se；www.macs.nu

Eliasson AC, Krumlinde Sundholm L, Rösblad B, Beckung E, Arner M, Öhrvall AM, Rosenbaum P. The Manual Ability Classification System (MACS) for children with cerebral palsy: scale development and evidence of validity and reliability Developmental Medicine and Child Neurology 2006 48:549-554

获得方式：www. macs.nu
译者：Hsiu-Ching Chiu (PT PhD, E-mail: hsiuchingchiu@isu.edu.tw), Man-Ling Chau, Ka-Leng Lei
212

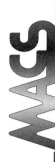

使用MACS时，你需要知道什么？

儿童在必需的日常活动中操纵对象的能力，如在休闲娱乐，进食和穿衣时的能力。

在什么情况下儿童是独立地完成活动，以及在何种情况下，他们需要协助与调适？

I. **能轻易地和成功地操纵对象。** 在大多数情况下，执行需要速度和准确性去徒手操纵对象时会受到限制。但手功能的任何限制不会阻碍独立地执行任何日常活动。

II. **能操纵大多数的对象，但质量和/或速度有所下降。** 避免执行某些活动，或完成活动带有一点困难；可以采取替代方法来执行，但手功能的任何限制不会阻碍独立执行任何日常活动。

III. **操纵对象带有困难；需要协助去准备和/或调整活动。** 执行速度缓慢，完成活动的质量会下降，而且次数也会减少。但可以独立完成预先准备或经过特殊设计的调适性活动。

IV. **在预先设计的情况下能操纵特定的且简易的对象。** 只能执行部分活动，在执行时非常费力而且不易成功。需要持续的协助和/或改造过的设备，甚至需要预先完成部分活动。

V. **不能操纵对象及非常有限的能力去执行较简单的活动。** 完全需要协助。

I级和II级之间的区别

I级的儿童在操纵很小、很重或易碎的对象时或许会受限制，因为这需要精细动作控制或两手间效率的协调，受限也许只会在执行新的和不熟悉的活动情况下才会表现出来。II级的儿童执行时限于I级的儿童几乎一样的活动，但表现质量会下降，或执行速度度较缓慢。双手间的功能性差异会限制地去操纵对象。双手会试简单地去操纵对象，如会利用一个平面作支撑来代替使用双手去操纵对象。

II级和III级之间的区别

II级的儿童能操纵大部分对象，但是速度较慢或表现质量会下降。III级的儿童因其操纵对象的能力是受限的，所以普遍都需要协助预先准备活动和/或需要对环境做出调整。他们不能独立完成某些活动和他们本身执行活动的独立性是与环境背景的支持性有关。

III级和IV级之间的区别

III级的儿童能够执行过去选过的活动，但情境预先安排，需要指导和大量的时间去完成。IV级的儿童需要在活动进行中持续的帮助或充其量只能有意义地参与部分活动。

IV级和V级之间的区别

IV级的儿童只能执行部分活动，但他们在活动进行中需要持续的活动帮助。V级的儿童也许只能参与一下简单的活动。例如，按下一个按钮或偶尔地拿着地拿不费力的对象。

手功能分级系统（MACS）补充说明
与手功能分级系统（MACS）手册共同使用

孩子是否可以独立操作大多数种类的物件？

— 是 →

孩子是否可以以合理的速度和准确性执行难度较高的活动，并不需要使用特殊的方法？

— 是 →

I 级
轻易地和成功地操作物件。在大多数情况下，即使要求执行需要速度和准确性时也能完成。

— 否 →

II 级
能操作大多数的物件但伴随轻微的操作质量或速度的减低。可能回避某些活动或能做某些活动或采用特殊方法／替代方法。

— 否 →

多数情况或需要为其准备或需要将活动进行调整，并且偶尔需要需要辅助？

— 是 →

III 级
操作物件有困难；需要帮忙去准备和／或调整活动。

— 否 →

如果给孩子经常性的支持，孩子是否能够操作那些容易操作的物品？

— 否 →

V 级
不能操作物件及非常有限的能力去执行较简单的活动。完全需要辅助。

— 是 →

IV 级
在预先设计的且简易的物件，需要持续地支持。

CFCS

脑瘫患者沟通功能分级系统（CFCS）

目的

CFCS 创建的目的是将脑瘫患者的日常交流表现进行 5 个等级的分类，CFCS 主要着重于评价世界卫生组织（WHO）制定的国际功能、残疾和健康分类（ICF）中的活动和参与水平。

使用说明

由一位家长、照料者和/或熟悉患者情况的专业人员选择交流表现的等级分级。成年和青少年的脑瘫患者可以给自己的交流表现评级。交流表现的整体有效性应该基于日常情况下的交流表现，而不是他们最好的能力表现。这些日常情况可以是在家里、学校和社区里。

如果几个等级，交流表现是同时跨越了几个等级，可能比较难于分级，这种情况下，选择与大多数场合中的日常交流表现最接近的级别。评级的时候，不要考虑患者的感知、认知和/或动机因素。

定义

当一个信息发送者发出信息，并且接收者能够理解这个信息的时候，交流就产生了。无论谈话涉及的需求如何，如谈话场景（如在社区、学校、工作场地、家里），该谈话对象和讨论话题，有效的交流者都可以在谈话中独立地轮流地承担信息发送者和信息接收者的角色。

CFCS 的评级过程中，要考虑所有的交流形式，包括言语、姿势、行为、目光注视、面部表情和辅助沟通系统（AAC），AAC 包括（但不限于）手语、图片、交流板、交流书及通话装置，有时也称语言输出沟通辅具（VOCAs），或语言输出装置（SGDs）。

等级间的区分是基于信息发送者和接收者的角色表现，交流速度及交流对象的类型，在使用本分级系统时，以下概念需要牢记。

有效的信息发送者和接收者可以在信息的发出和理解之间流畅转换。需要澄清或修正误解时，有效的信息发送者和接收者会采用适当的策略，如重复、改述、简化和/或扩展信息。为了加快交流速度，尤其是使用 AAC 时，与熟悉的交流对象之间，有效的信息发送者可能选择使用语法不完全正确的或简略化的语句。

交流中合适的速度，是指理解和表达信息的流利程度。交流中很少有中断，互相交流中等待时间很短，即为合适的速度。

不熟悉的交流对象，是指陌生人或者虽然相识但是很少有交流的人。熟悉的交流对象，如亲戚、扶养人、朋友等，由于既往在的了解和经历，这些人和患者的交流可能更有效。

辅助沟通系统（AAC）：augmentative and alternative communication
语言输出沟通辅具（VOCAs）：voice output communication aids
语言输出装置（SGDs）：speech generating devices

附录四

不同严重程度的脑瘫（GMFCS Ⅰ, Ⅱ, Ⅳ和Ⅴ级）体重比较生长图表。

更多图表可至以下地址查看：http://LIfeExpectancy.org?Articles/NewGrowthCharts.shtm.

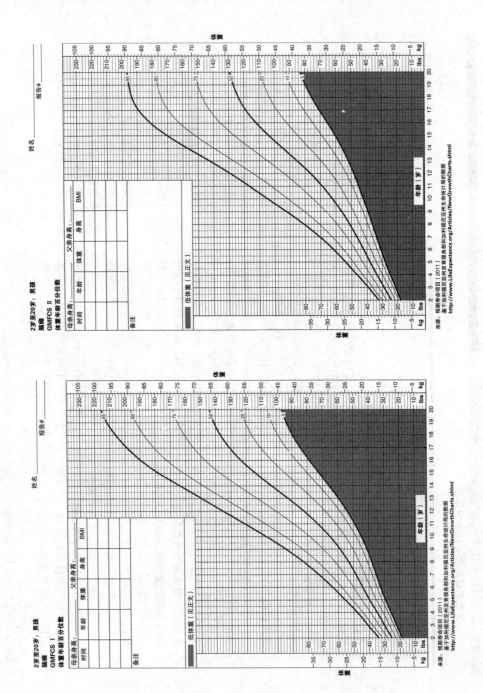

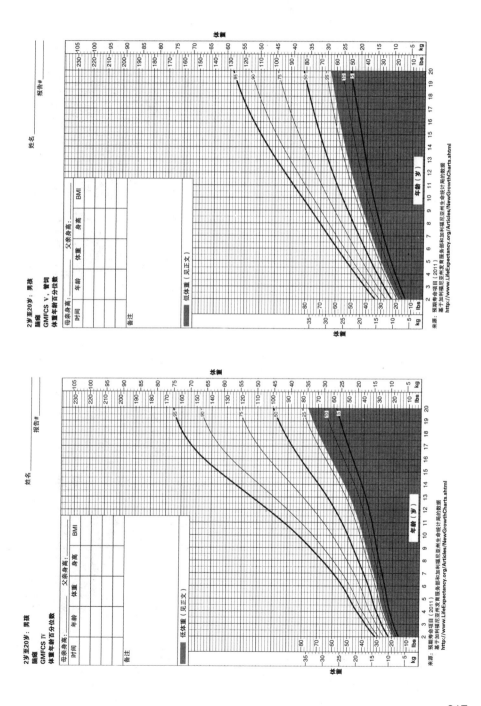

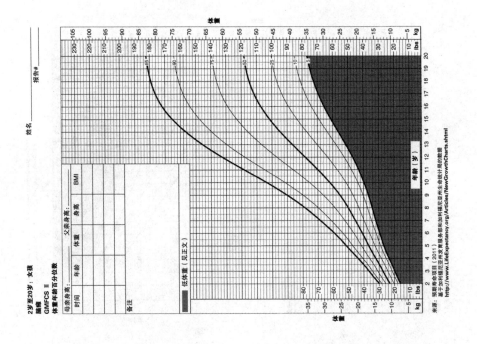

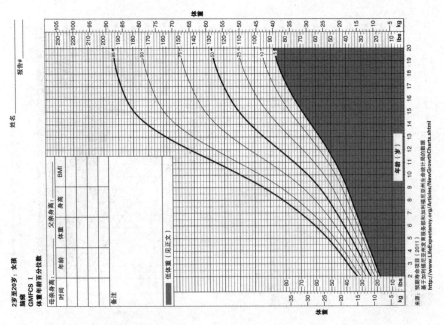

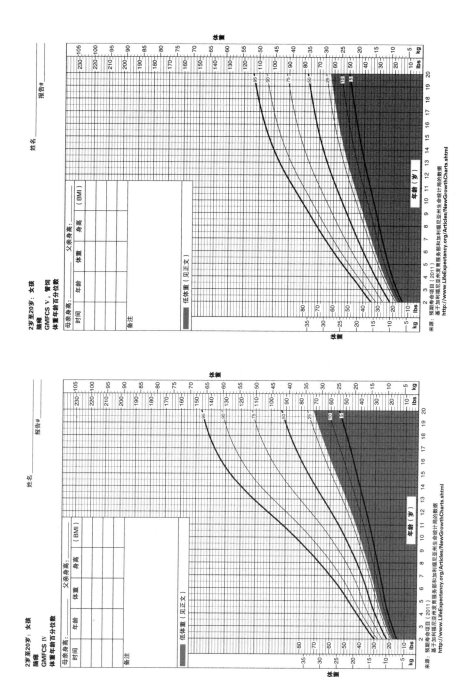

2岁至20岁：女孩
脑瘫
GMFCS V，管饲
体重年龄百分位数

姓名 _____ 报告# _____

母亲身高：_____ 父亲身高：_____

时间	年龄	体重	身高	(BMI)

备注

低体重（见正文）

来源：预期寿命项目（2011）
基于加州福尼亚州教育服务部和加利福尼亚州生命统计局的数据
http://www.LifeExpectancy.org/Articles/NewGrowthCharts.shtml

2岁至20岁：女孩
脑瘫
GMFCS IV
体重年龄百分位数

姓名 _____ 报告# _____

母亲身高：_____ 父亲身高：_____

时间	年龄	体重	身高	(BMI)

备注

低体重（见正文）

来源：预期寿命项目（2011）
基于加州福尼亚州教育服务部和加利福尼亚州生命统计局的数据
http://www.LifeExpectancy.org/Articles/NewGrowthCharts.shtml

使用粗大运动功能分级系统（GMFCS）预测平均运动发育。
纵轴上的菱形表示粗大运动功能评估量表 66 项（GMFM–66）中
对应的 4 项能力可预测儿童有 50% 机会成功完成该项目。

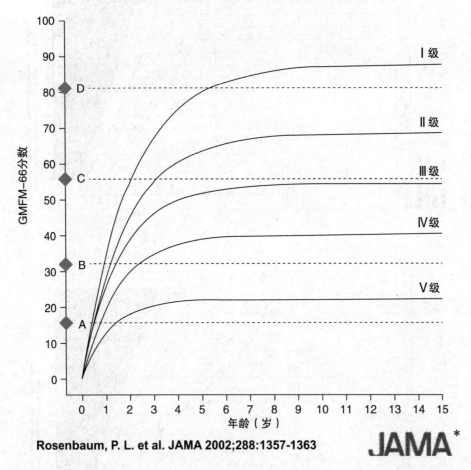

Rosenbaum, P. L. et al. JAMA 2002;288:1357-1363

JAMA*

JAMA：《美国医学会杂志》（*The Journal of the American Medical Association*）的缩写。